Koffein

Wolfgang Beiglböck

Koffein

Genussmittel oder Suchtmittel?

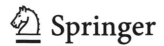 Springer

Wolfgang Beiglböck
Wien
Österreich

ISBN 978-3-662-49563-6   ISBN 978-3-662-49564-3   (ebook)
DOI 10.1007/978-3-662-49564-3

Die Deutsche Nationalbibliothek verzeichnet diese Publikation in der Deutschen Nationalbibliografie;
detaillierte bibliografische Daten sind im Internet über http://dnb.d-nb.de abrufbar.

Springer
© Springer-Verlag Berlin Heidelberg 2016

Umschlaggestaltung: deblik Berlin
Fotonachweis Umschlag: © Andrey Kuzmin / fotolia.com

Gedruckt auf säurefreiem und chlorfrei gebleichtem Papier

Springer ist Teil von Springer Nature
Die eingetragene Gesellschaft ist Springer-Verlag GmbH Berlin Heidelberg

Vorwort

Die Idee zu diesem Buch entstand schon vor einigen Jahren, als ich als Suchttherapeut zunehmend feststellen musste, dass Suchtkranke, nachdem sie von ihrer bevorzugten Droge – egal ob legal oder illegalisiert – entzogen worden waren, ihren Koffeinkonsum zumeist massiv steigerten. Gleichzeitig war mir aber, als seit Jahrzehnten in diesem Bereich tätiger klinischer Psychologe, bewusst, dass der Koffeinkonsum in der Diagnostik und Behandlung von Suchtkranken keine Rolle spielte. Es wurde schlicht und einfach davon ausgegangen, dass Koffein eine harmlose Substanz sei, die ohnehin kaum schadet, und dass Koffein noch allemal besser sei als Alkohol und andere Drogen. Wobei letzteres wohl stimmt, wurde dabei übersehen, dass Suchtkranke nicht nur auf andere, bisher nicht missbrauchte Drogen wechseln, sondern eben auch auf Koffein. Während Suchttherapeuten sonst sehr sensibel auf solche sogenannten Suchtverschiebungen reagieren, wurde und wird Koffein einfach negiert. Das mag vielleicht auch nicht zuletzt daran liegen, dass Spitalspersonal zu jenen Berufsgruppen gehört, welchen ein besonders hoher Koffeinkonsum nachgesagt wird – wie vielen Berufen, die Schichtarbeit leisten müssen.

Als Suchtforscher beginnt man, wenn man einem „unbekannten" Phänomen nachzugehen versucht, mit der Literatursuche. Dabei musste ich erkennen, dass zu Koffein kaum rezente wissenschaftliche und vor allem kritische deutschsprachige Literatur vorliegt, obwohl bereits 1938 vom Springer-Verlag ein erstes wissenschaftlich fundiertes deutschsprachiges Werk zu diesem Thema vorgelegt wurde. Vor allem die populärwissenschaftliche Literatur befasste sich im Regelfall recht unkritisch mit den, sicherlich vorhandenen, positiven Auswirkungen von Koffein bzw. Tee oder Kaffee, beachtete aber den Zusammenhang mit verschiedenen anderen Krankheitsbildern kaum.

Das vorliegende Werk versucht diese Lücke zu schließen und die in verschiedenen englischsprachigen, wissenschaftlichen Zeitschriften verstreuten Beiträge zu sammeln sowie den aktuellen Stand der Koffeinforschung einem breiteren Publikum zugänglich zu machen.

Dieses Buch hat nicht zum Ziel, noch ein Genussmittel zu dämonisieren oder einen genussvollen Umgang mit koffeinhaltigen Getränken und Nahrungsmitteln zu reglementieren, aber es ist mit der Hoffnung verbunden, dass die einseitige positive Sichtweise einem informierten, gezielten Umgang mit Koffein Platz macht. Es ist letztlich eine chemische Substanz, die bei bestimmten Arten des Gebrauchs, in bestimmten Lebensumständen und bei bestimmten Krankheitsbildern durchaus kritisch zu betrachten ist.

Ich danke meinen Patienten, dass sie mich gelehrt haben, Koffein ernst zu nehmen, sowie meiner Familie und meinem sozialen Umfeld, dass sie in den letzten Monaten vor Fertigstellung des vorliegenden Werkes das nötige Verständnis aufgebracht haben. Ich danke zudem den Mitarbeiterinnen des Springer-Verlags Monika Radecki, Sigrid Janke und Bettina Arndt (Lektorat) für die professionelle Begleitung des Buches.

Wolfgang Beiglböck
Wien, im Jänner 2016

Der Autor

Univ. Lektor Dr. Wolfgang Beiglböck ist Klinischer und Gesundheitspsychologe sowie Psychotherapeut mit jahrzehntelanger Erfahrung in der Behandlung von Suchterkrankungen. Er unterrichtet an mehreren Universitäten psychologische Diagnostik und klinisch-psychologische Interventionstechniken und hat mehr als 100 wissenschaftliche Artikel und Bücher zum Thema Suchterkrankung und Suchtforschung veröffentlicht oder als Herausgeber fungiert.

Inhaltsverzeichnis

5.3.5   Demenz 117

5.3.6   Parkinson-Erkrankung 119

5.3.7   Lebererkrankungen 119

5.3.8   Psychiatrische Erkrankungen.. 121

5.4   Abseits jeder Klassifizierung: Wo Koffein vielleicht einmal eine
        gesundheitsfördernde Bedeutung haben könnte.................................... 121

        Literatur... 122

6   Koffein und psychiatrische Erkrankungen....................................... 131

6.1   Angststörungen... 133

6.2   Zwangsstörungen... 135

6.3   Depression... 135

6.4   Manie 139

6.5   Essstörungen... 139

6.6   Suchterkrankungen 140

6.7   ADHS (Aufmerksamkeits-Defizit-Hyperaktivitäts-Störung) 141

6.8   Psychosen und Schizophrenie.. 143

        Literatur... 144

7   Koffeinabhängigkeit – gibt´s das?.. 147

7.1   Craving 150

7.2   Kontrollverlust 150

7.3   Entzugserscheinungen.. 151

7.4   Toleranzentwicklung.. 153

7.5   Anhaltender Konsum trotz Folgeschäden 153

        Literatur... 158

8   Selbsthilfe – Behandlungsansätze der Koffeinabhängigkeit 161

8.1   Schritt 1: Ziel festlegen... 162

8.2   Schritt 2: Motivieren.. 162

8.3   Schritt 3: Tagebuch führen 164

8.4   Schritt 4: Reduzieren 166

8.5   Schritt 5: Aufrechterhaltung... 167

8.6   Schritt 6: Belohnung 167

        Literatur... 167

9   Kurzgefasst: 10 Fragen und Antworten zu Koffein.............................. 169

        Serviceteil 173

        Stichwortverzeichnis 174

Einleitung

© Springer-Verlag Berlin Heidelberg 2016
W. Beiglböck *Koffein*,
DOI 10.1007/978-3-662-49564-3_1

Koffein auch im Weltall

Koffein ist die mit Abstand am häufigsten konsumierte psychoaktive Substanz weltweit – noch vor Nikotin und Alkohol. In Europa und im angloamerikanischen Raum wird von ungefähr 80–90% aller Erwachsenen täglich Koffein konsumiert. Der erwachsene Europäer konsumiert durchschnittlich 200 mg dieser Substanz pro Tag, wobei dieser Wert europaweit starken Schwankungen unterworfen ist: in den nördlichen europäischen Staaten wie etwa Finnland, Norwegen oder Schweden sind es bis zu 400 mg pro Tag. Weltweit werden pro Jahr über 1,3 Trillionen Tassen Kaffee und Tee konsumiert. Es ist die einzige Substanz mit Suchtpotenzial, die nahezu überall und ohne wesentliche gesetzliche Einschränkung verkauft werden darf und sich sogar in Nahrungsmitteln wiederfindet, die an Kinder und Jugendliche vermarktet werden. Und es ist wohl die einzige Droge, die der Mensch in den Weltraum mitgenommen hat: Als im Jahr 2014 eine italienische Astronautin zur internationalen Weltraumstation ISS startete, nahm sie eine – aufgrund der Schwerelosigkeit – spezielle, von einem italienischen Kaffeeröster und der italienischen Raumfahrtbehörde entwickelte Espressomaschine mit, damit sie auch im All nicht auf ihr tägliches Koffein verzichten musste.

120.000 Tonnen pro Jahr

Es gibt weltweit kaum eine Kultur, die ohne Koffein auskommen muss. Koffein findet sich in natürlicher Form in den Blüten, Blättern, Samen und Früchten von mehr als 60 verschiedenen Pflanzen wieder und wird – soweit nicht vor Ort konsumiert – weltweit gehandelt. Natürliches Koffein wird überwiegend in Form von Kaffee, Tee, Kakao bzw. Schokolade, aber auch Kolanüssen, Mate (die Blätter eines immergrünen südamerikanischen Baumes) und Guarana (getrocknete und geriebene Samen eines ebenfalls südamerikanischen Strauches) konsumiert. Pro Jahr werden ca. je 5 Millionen Tonnen Tee und Kakao sowie knapp 9 Millionen Tonnen Rohkaffee produziert und in verschiedenen Zubereitungsarten konsumiert. Hinzu kommt noch synthetisches Koffein als Zusatz zu Kolaartigen Getränken und sogenannten „Energydrinks", aber auch zu diversen Kaugummis oder anderen nicht so offensichtlich koffeinhaltigen Getränken – so wird in den USA seit einiger Zeit auch mit Koffein versetztes Wasser angeboten. Dazu kommen noch jene Pillen und Tinkturen, welchen synthetisches Koffein aus medizinischen oder kosmetischen Gründen beigefügt wurde. Insgesamt wird davon ausgegangen, dass weltweit mehr als 120.000 Tonnen jenes weißen kristallinen Pulvers (so sieht Koffein in seiner chemisch reinen Form aus) konsumiert wird – eine nicht unbeachtliche Menge, wenn man bedenkt, dass eine Tasse Tee oder Kaffee je nach Zubereitungsart ungefähr zwischen 50 und 200 mg Koffein beinhaltet.

Wohl nicht zuletzt aufgrund dieser weiten Verbreitung von koffeinhaltigen Nahrungsmitteln und deren hohen Konsum, wird Koffein kaum mehr als Droge, sondern als Genussmittel wahrgenommen und dessen Gebrauch auch kaum mehr kritisch reflektiert – auch wenn viele von uns es kaum als Genussmittel einsetzen: Wir denken uns nichts Großartiges, wenn ein Arbeitskollege sagt: „Jetzt brauche ich aber einen Kaffee, damit ich den Nachmittag überstehe!". Würde er aber ein kleines Säckchen mit weißem Pulver hervorholen und mit einer Apothekerwaage 300 mg abwiegen, in Wasser auflösen und trinken, hätten wir wohl ein mulmiges Gefühl. Dies war aber nicht immer so: Nahezu alle „Entdeckungsmythen" aus allen Erdteilen betonen eher die psychoaktive Wirkung koffeinhaltiger Getränke als deren geschmackliche Qualitäten. Und als Koffein in Kaffee und Tee in Europa eingeführt wurde, wurde er als Medizin betrachtet und teilweise auch vor dem Konsum gewarnt. Das änderte sich jedoch schnell, sodass Johann Sebastian Bach in seiner sogenannten „Kaffeekantate" um 1734 ein junges Mädchen singen lässt:

» Ei! wie schmeckt der Coffee süße,
Lieblicher als tausend Küsse,
Milder als Muskatenwein.

Wobei sich der weitere Text auch als erste Beschreibung einer Koffeinabhängigkeit lesen ließe.

Die Tatsache, dass es sich bei Koffein um eine psychoaktive Droge handelt, spiegelt sich wahrscheinlich schon in der etymologischen Herkunft des Wortes wider. Zwar stammt das Wort „Koffein" von „Kaffee" ab, da die chemisch reine Substanz erstmals aus Kaffee gewonnen wurde. Aber woher stammt die Bezeichnung für Kaffee, der übrigens in nahezu allen großen Sprachen ähnlich heißt: „coffee" in Englisch, „café" im Französischen, caffé im Italienischen, „Koffie" im Niederländischen oder „Kahveh" im Türkischen, selbst im Ungarischen, dass sich in vielem von den indogermanischen Sprachen unterscheidet, spricht man von „Kávé"?

Der Ursprung liegt mit ziemlicher Sicherheit im Arabischen „Qahwa", das von arabischen Wörtern abgeleitet wird, die in etwa „den Wunsch nach etwas mildern" bedeuten. In alten arabischen Gedichten war „Qahwa" auch eine ehrfurchtsvolle Bezeichnung für Wein und fand in späterer Zeit auch für andere berauschende Getränke wie etwa Khat – einem aufputschenden Aufguss aus Blättern der Kaftapflanze (Catha edulis) – Anwendung. Wobei eine Theorie auch besagt, dass ein direkter Zusammenhang zwischen „Kafta", dem Khatgetränk und dem heutigen Kaffee besteht, da

Nicht nur ein Genussmittel

Bedeutung des Wortes „Koffein"

Kaffee als Substitut für das teurere Khat Verwendung fand. Das ist übrigens eine Vorgangsweise, die auch bis in die letzten Jahrzehnte versucht wurde. Die Regierung des Jemen versuchte den Khatgebrauch durch die Förderung des Kaffeeanbaus zu verringern. Die Theorie, dass das Wort von der Region Kaffa in Äthiopien, einem der Hauptanbaugebiete von Kaffee in Afrika, abstammt, findet nur wenig wissenschaftliche Unterstützung – es könnte genauso sein, dass Kaffa vielmehr nach der Pflanze benannt wurde, die den Wohlstand der dortigen Bevölkerung sichert.

Obwohl Koffein eine der weltweit wissenschaftlich meistuntersuchten psychoaktiven Substanzen ist, mag eben die Wahrnehmung als tägliches Genussmittel dazu beigetragen haben, dass das Wissen um die unter Umständen auch gesundheitsschädigende Wirkung von Koffein kaum weite Verbreitung fand und meist von einer, wohl von der Nahrungsmittelindustrie geförderten, positiv gefärbten Sicht gekennzeichnet ist. Während in den letzten Jahren, teilweise zu Recht, Ernährungsgewohnheiten hinterfragt werden, geschieht dies beim „Nahrungsmittel" Koffein kaum. Im Folgenden sollen daher nicht nur die durchaus vorhandenen Vorzüge von Koffein dargestellt werden, sondern es wird auch versucht, jene Lebensbereiche zu erfassen, in welchen Koffein zumindest mit etwas mehr Vorsicht konsumiert werden sollte.

Zur Geschichte des Koffeinkonsums

© Springer-Verlag Berlin Heidelberg 2016
W. Beiglböck *Koffein*,
DOI 10.1007/978-3-662-49564-3_2

Europa war wohl – neben Australien – über einige Jahrtausende der
einzige Erdteil, der ohne Koffein auskommen musste, da es keine
natürlich vorkommenden, für den menschlichen Konsum verwert-
baren, koffeinhaltigen Pflanzen gab. Die Menschen in den europäischen Regionen mussten daher auf den Kontakt mit anderen
Kulturvölkern warten, ehe sie sich ihren täglichen meist nicht nur
morgendlichen „Kick" verpassen konnten. Wenn wir in Europa heute über Koffein sprechen, denken wir vorerst an Kaffee (schon allein der Name der Substanz verleitet uns dazu) und dann vielleicht
an Tee. Aber Koffein kommt nicht nur aus dem arabischen oder
vielleicht noch dem asiatischen Raum. Unser Koffeinbedarf wird
aus vielen Quellen gespeist, die wir mehr oder weniger als solche
wahrnehmen. Es war nicht die Kaffeebohne, die den Siegeszug des
Koffeins in Europa einleitete. Die Geschichte des Koffeins lässt sich
daher nur für jeden Erdteil einzeln erzählen. Den Europäern kommt
nur die „Ehre" der gekonnten Vermarktung und des Konsums zu –
und die Entdeckung, wie man Koffein künstlich herstellen kann.

2.1   Zur Geschichte des Koffeinkonsums in Südamerika

2.1.1   Kakao

Olmeken: die ersten Nutzer
des Koffeins

Mit Südamerika und Drogen assoziieren wir heutzutage vor allem
Kokain, das in großen Mengen den amerikanischen und europäischen Markt überschwemmt. Allerdings ist es nicht nur der Coca-
Strauch, der in Südamerika schon über Jahrtausende aufgrund
seiner psychoaktiven Wirkung kultiviert wurde. In Südamerika
liegt mit hoher Wahrscheinlichkeit auch die Wiege des Koffeinkonsums: Es dürften die Olmeken gewesen sein, die vor bereits knapp
3500 Jahren in der küstennahen fruchtbaren mexikanischen Tief-
ebene koffeinhaltige Pflanzenderivate konsumiert hatten: Kakao –
jedenfalls legen das archäologische Untersuchungen nahe. Die
Kakaopflanze selbst wurde mit hoher Wahrscheinlichkeit schon
früher im heutigen Peru oder Kolumbien angebaut. Allerdings nicht
um Koffein zu gewinnen, sondern eine andere psychoaktive Substanz: Alkohol. Die Früchte wurden zur Erzeugung einer Art von
Bier verwendet.

Der Kakaobaum (Theobroma cacao), ein kleiner 4–8 m hoher
Baum mit seitlich abstehenden Ästen, gehört zur Familie der Stink-
baumgewächse. Im Regenwald der westlichen Hemisphäre findet
man an die 20 Kakaoarten, wovon die meisten als Nahrungsquelle

dienten, wobei jedoch eben nur Theobroma cacao wirtschaftliche Bedeutung erlangte. Etwa 5–6 Monate nach der Blüte werden die länglichen Fruchtkörper geöffnet, um die „Bohnen" zu entnehmen. Die folgende Fermentierung diente ursprünglich nur der Entfernung des lästigen Fruchtfleischs, stellt aber mittlerweile auch ein qualitätsbestimmendes Veredelungsverfahren zur Aromabildung dar.

Von dem Volk der Olmeken stammt wahrscheinlich auch unser Ausdruck für Kakao ab: „Kakawa". Die Tradition des Kakaokonsums wurde in weiterer Folge von den Mayas in die Yucatan-Halbinsel und in all ihre Besitzungen weitergetragen. Da die Olmeken jedoch kaum schriftliche oder bildliche Darstellungen hinterlassen haben (dass das Wort „Kakawa" von den Olmeken stammt, wird aus sprachwissenschaftlichen Untersuchungen geschlossen), wurde lange Zeit angenommen, dass die Maya die „Erfinder" des Kakaokonsums sind. Der Anbau bzw. Konsum wurde nach der Vernichtung der Maya-Zivilisation von den Tolteken und schließlich den Azteken übernommen. Von diesen lernten letztendlich die spanischen Konquistadoren die Zubereitung der Kakaobohne kennen und brachten so das erste Koffein nach Europa.

Die erste Darstellung der Kakaozubereitung findet sich auf einem Maya-Gefäß aus dem 8. Jahrhundert. Eine Frau lässt Schokolade aus größerer Höhe von einem kleinen in einen großen Krug fließen. Der Sinn der Prozedur war, dass das Getränk dadurch möglichst viel Schaum bildete, da dieser als der beste Anteil des Getränks betrachtet wurde – ähnlich wie wir uns heute bemühen, dem Kaffee eine möglichst gute „crema" zu verleihen. Übrigens wurde die Trinkschokolade damals kalt genossen – erst viel später setzte sich die warme Schokolade als Getränk durch. Die getrockneten, fermentierten und gemahlenen Bohnen wurden bei Bedarf zwar mit warmen Wassern aufgeschäumt, aber erst konsumiert, sobald die Flüssigkeit abgekühlt war.

Unser Wort Schokolade stammt wahrscheinlich vom aztekischen „Cacahuatl", das sich aus dem Maya-Wort „Kakawa" und dem aztekischen „Atl" zusammensetzt, das „Wasser" bedeutet. Vermutlich wurde dieser „Cacahuatl" mit diversen Gewürzen geschmacklich aufgebessert, um den bitteren Geschmack der Kakaobohne zu überdecken. Allerdings ist Chili die einzige Zutat, die heute als gesichert gilt – eine Methode, die in der letzten Zeit auch in Europa wieder modern geworden ist.

Kakaobohnen hatten in der präkolumbianischen Periode eine große ökonomische Bedeutung und der Wert vieler Waren wurde mit Kakaobohnen bemessen: Ein Kaninchen kostete 8–10 Bohnen, ein Sklave bis zu 100. Der Grund dafür liegt wohl einerseits in der kultischen Bedeutung der Kakaobohne, andererseits aber auch in

Schokolade mit Chili

ihrer psychoaktiven Wirkung: Jenen Gefangenen, die als Menschen-
opfer für die Fruchtbarkeitsgöttin der Mayas vorgesehen waren,
wurde vor deren Opferung eine besonders reichhaltige Schokolade
serviert. Sie glaubten, dass sich das Herz des Opfers dadurch in ein
Schokoladengefäß verwandelt, das nunmehr dem Opfer aus der
Brust geschnitten und der Göttin als Brandopfer dargebracht wurde.
Die Azteken gingen auch davon aus, dass ihnen der Kakaobaum
von ihrem Gott Quetzalcoatl, der gefiederten Schlange, geschenkt
wurde – neben anderen so wertvollen Pflanzen wie dem Grund-
nahrungsmittel Mais.

Kakao als Droge

Der hohe Wert der Kakaobohne erklärt sich aber eben nicht
nur aus deren religiöser Wichtigkeit, sondern eben auch als Droge.
Berauschende alkoholhaltige Getränke waren zwar nicht dezidiert
verboten, allerdings streng kontrolliert und durften meist nur von
Personen konsumiert werden, die ein bestimmtes Alter erreicht
hatten – jedoch bedeutete das nicht wie heutzutage ein relativ junges
Alter. Die Personen mussten meist bereits in einem Alter sein, in
dem sie Enkel hatten, bevor sie vergorenen Agavensaft konsumieren durften und dann wurde eine heftige Berauschung auch noch
mit der Todesstrafe sanktioniert.

Es wundert daher nicht, dass das Getränk vor allem von der
aztekischen Aristokratie als Ersatz für Alkohol geschätzt wurde. Ein
Phänomen, das sich übrigens im 18./19. Jahrhundert in Europa mit
Kaffee wiederholen sollte: Die schnelle europaweite Ausbreitung von
Kaffeehäusern wird unter anderem auch darauf zurückgeführt, dass
die europäische Aristokratie und Intelligenzija Koffein gegenüber
Alkohol vorzogen, da ersterer die geistige Leistungsfähigkeit eher
steigerte, während Alkohol zum Gegenteil führte. Nur im Ausnah-
mefall wurde Kakao an andere verteilt: im Kriegsfall an Soldaten
und an eine besondere Kaste von Händlern, die hohe Belastungen
auf sich nahmen, um begehrte Waren in das Kernland zu bringen –
also an Personen, die den aktivierenden, stimulierenden Effekt von
Koffein zur Unterstützung ihrer Tätigkeit für das Allgemeinwohl
benötigten.

Schokolade mit hohem
Koffeingehalt

Der europäische Konsument kann sich heutzutage kaum vorstellen, dass Kakao eine stimulierende Wirkung haben soll – vielmehr
machen wir uns Sorgen um den hohen Zuckergehalt. Der Grund
liegt darin, dass wir Schokolade kaum mehr in seiner reinen Form
zu uns nehmen, sondern als Milchschokolade. In 100 g Milchschokolade finden sich tatsächlich nur in etwa 10–15 mg Koffein (allerdings eine höhere Menge Theobromin als in Kaffee, ebenfalls ein Stimulans, aber mit deutlich geringerer Wirkung). In 100 g Bitterscho-
kolade – je nach Kakaoanteil – sind aber bis an die 90 mg Koffein
enthalten, so viel wie sich auch in einer durchschnittlichen Tasse

Kaffee finden lässt – und in dieser Form wurde Kakao damals konsumiert. Und auch die ersten Spanier konsumierten Kakao als „Aufputschmittel". Thomas Gage, ein ehemaliger Missionar, schrieb im 16. Jahrhundert, dass er von morgens beginnend bis zu 6 Tassen Kakao trinke und „wenn ich länger wach bleiben muss, um meine Studien zu beenden, dann noch eine Tasse um sieben oder acht am Abend – das hält mich dann bis Mitternacht wach."

Wie aber kam Kakao nach Europa? Mit hoher Sicherheit bereits 1502 mit Columbus. Die Kakaopflanze war damit die erste koffeinhaltige Pflanze, die Europa erreichte. Bei seiner vierten Reise über den Atlantik bemerkte er beim Aufbringen eines einheimischen Sklavenkanus den hohen Wert, der den mitgeführten „Mandeln" beigemessen wurde, die die „Eingeborenen" an Geldes statt verwendeten. Columbus brachte diese „Mandeln" an den spanischen Königshof, ohne den Zusammenhang mit Schokolade zu erkennen. Erst der Konquistador Cortés beobachtete 1528 am Hof Montezumas, der übrigens bis zu 50 Tassen pro Tag konsumiert haben soll, wie Schokolade zubereitet wurde, und erkannte den Zusammenhang zu den „Mandeln". Er nannte Schokolade erstmals in einem Brief an Karl V. von Spanien das „Getränk der Götter". – Ein Name der sich dann in der botanischen Bezeichnung von Carl von Linné wiederfindet: Theobroma cacao (griech. Speise der Götter). Diese Gattungsbezeichnung ging auch dann auf einen weiteren Inhaltsstoff des Kakao über: das oben erwähnte Theobromin.

Kakao: das Getränk der Götter

Aber auch Cortés ging es nicht um die geschmacklichen Aspekte. Er empfahl seinem König den Anbau des Kakaos deswegen, weil er darin eine Möglichkeit sah, die Kampfkraft und Ausdauer seiner Soldaten zu stärken – d. h. die Wirkung des Koffeins auszunützen. Allerdings geschah in weiterer Folge dasselbe wie im Aztekenreich – es blieb über lange Jahre der Aristokratie vorbehalten. Diesem König, Karl V., wird auch zugeschrieben, dass er dann am spanischen Hof als erster Schokolade mit Rohrzucker mischte. Damit war der unaufhaltsame Aufstieg dieses Getränks besiegelt. Auch zu dieser Zeit wurde Schokolade noch in aztekischer Tradition zubereitet und war somit ein für die damaligen Verhältnisse außergewöhnliches Stimulans. Das Geheimnis der Zubereitung blieb während großer Teile des 16. Jahrhunderts ein wohlgehütetes Geheimnis des spanischen Hofes – und der spanischen Mönche und Nonnen, die den Konquistadoren nach Mittelamerika folgten und nahezu ein Handelsmonopol aufbauten – vor allem als sie die feste Schokolade „erfanden". Die spanische Kirche war aufgrund der internationalen Vernetzung der katholischen Orden dann wahrscheinlich auch mit „Schuld", dass die Schokoladezubereitung nicht mehr geheim gehalten werden konnte.

Koffein stärkt Kampfkraft der Soldaten

Kakao und Schokolade in
Europa

Bereits 1606 war Schokolade in Italien angekommen, 1615 in Frankreich, um 1650 in England. Aber erst die Holländer „demokratisierten" den Schokoladekonsum, da sie durch ihre Handelsmacht so viel importierten, dass die Preise sanken. Da Karl VI. die Steuern auf Kakao recht nieder hielt, wurde das Getränk zuerst in Österreich ein wirkliches Volksgetränk, ehe es sich auf das weitere Europa ausbreitete. Übrigens wurde der Kakaokonsum in Nordamerika erst über den Import aus England bekannt. Kakao diente in Nordamerika überwiegend als Medikament und wurde erst 1755 direkt aus Mittelamerika importiert – dann wurde Schokolade aber sehr schnell populär. Im Gegensatz zu Asien, wo sie nie wirklich Fuß fasste und auch heute noch der Konsum relativ gering ist, holte Afrika – wohl auch aufgrund der ökonomischen Bedingungen – langsam auf. Der letzte Durchbruch erfolgte 1828, als es einem niederländischen Chemiker gelang, den bitteren Geschmack zu extrahieren und aus der entstehenden Kakaobutter jene Schokolade entstand, wie wir sie heute kennen. Seither ist dafür Sorge getragen, dass wir von Kindheit an an Koffein gewöhnt werden.

2.1.2 „Affenkakao"

Affenkakao

Vielleicht ist Ihnen in diversen Ziergärten schon einmal ein kleiner 3–6 m hoher Baum oder Strauch mit großen glänzenden tiefgrünen Blättern aufgefallen, dessen scharlachrote Blüten direkt am Stamm sitzen. Die grünen bis gelben Früchte sind bei den meisten Arten auch essbar und besitzen ein süßes Fruchtfleisch. Es wird sich dabei um eine Herrania-Art handeln, die im Pflanzenhandel meist als „Affenkakao" vertrieben wird. Dieses Gewächs ist mit dem Kakaobaum so nahe verwandt, dass es lange Zeit als dieser Gruppe zugehörig definiert wurde. Tatsächlich ist es der nächste botanische Verwandte des Kakaobaums und enthält ebenfalls geringe Spuren von Koffein. Diese Pflanze schaffte allerdings – wohl nicht zuletzt auch aufgrund dieses sehr geringen Koffeingehalts – nicht den Weg in den Lebensmittelhandel. Sie blieb daher der Kakaoersatz für unsere nächsten Verwandten.

2.1.3 **Mate**

Mate: das Koffein aus der
„Palme"

Nach Kaffee, Tee und Kakao ist Mate die größte Koffeinquelle weltweit. Es wurde wohl schon lange Zeit vor der Ankunft der Spanier von indigenen Völkern im heutigen südlichen Brasilien, Argentinien und Paraguay konsumiert, also in jenen Regionen, in welchen die Pflanze ihr natürliches Vorkommen hat – die archäologischen Quellen sind rar, aber auch hier kursieren Legenden eines „göttlichen Geschenks". Die meisten berichten davon, dass diese Pflanze als Dank für ein besonders fürsorgliches und soziales Verhalten, das von einem Gott beobachtet wurde, den Menschen zum Geschenk gemacht wurde. Das Wort „Mate" kommt aus dem Spanischen und stammt seinerseits wieder von einem Quechua(Inka)-Wort für „Kalebasse" ab – also jenem Gefäß aus dem es konsumiert wurde. Aufgrund seiner anregenden Wirkung wurde es rasch von den spanischen Eroberern angenommen und ab 1550 von Jesuiten kultiviert.

Mate (oder korrekt Ilex paraguariensis) ist eine Stechpalmenart, deren getrocknete Blätter als eine Art Tee getrunken werden. Ähnlich wie bei Tee gelten die jungen, fast noch geschlossenen Blätter als die besten – sie enthalten auch das meiste Koffein. Der Koffeingehalt einer Tasse Mate-„Tee" ist aufgrund der unterschiedlichen Zusammensetzung und der unterschiedlichen Zubereitungsart schwer zu schätzen, bewegt sich aber wohl zwischen schwach aufgebrühtem Tee oder Kaffee (25–100 mg pro Tasse). Zudem dürfte selbst innerhalb einer Plantage der Anteil an Koffein an den einzelnen Blättern verschiedener Pflanzen starken Schwankungen unterliegen.

Lange Zeit wurde Mate hauptsächlich in den Anbaugebieten konsumiert, in den letzten Jahren wurde aber Mate vermehrt in Reformläden als Bestandteil von Kräuterteemischungen vertrieben. In dieser Zusammensetzung ist der Koffeingehalt noch schwerer abzuschätzen und wird von manchen Konsumenten oft als vermeintlich koffeinfreier Kräutertee getrunken. Der Vertrieb über Reformläden erfolgt vor allem deshalb, weil Mate gesundheitsfördernde Wirkung zugeschrieben wird. Dazu liegen allerdings recht unterschiedliche Studien vor: Während die Senkung des Cholesterinspiegels durchaus relevant sein könnte, ist der antikarzerogene Effekt noch nicht gesichert; während eine positive Auswirkung auf einige Krebsarten wahrscheinlich ist, ist eine krebsfördernde Wirkung bei anderen Krebsarten nicht auszuschließen. Mittlerweile werden ca. 250.000 Tonnen getrockneter Mate-Blätter pro Jahr produziert, was in etwa 3000 Tonnen Koffein pro Jahr entspricht.

Die indigenen Völker Nordamerikas kannten übrigens auch noch eine andere Stechpalmenart, die zur Erzeugung eines stimulierenden Getränks namens „Cassina" verwendet wurde. Die Pflanze heißt Ilex vomitoria – brecherregende Stechpalme, deswegen weil der Sud aus Früchten zum Erbrechen anregen kann. Es gibt Berichte aus 1542, dass Creek-Indianer dies als schwarzen Tee konsumierten. Im europäischen Raum fand es allerdings nur mäßige Verbreitung

„Verstecktes" Koffein im Reformladen

als Medikament bei Erkältungskrankheiten. Ein Versuch, Anfang des vorigen Jahrhunderts dieses „Cassina Mate" in den Vereinigten Staaten von Amerika als Getränk zu etablieren, war nicht erfolgreich – vielleicht weil der lateinische Gattungsname sehr nah am englischen Wort für Erbrechen ist: „vomiting"

2.1.4 Guarana und Yoco

Guarana: Wirkstoff Koffein

Guarana (Paullinia cupana) ist eine lianenartige Pflanze aus der Gruppe der Seifenbaumgewächse und stammt aus dem Amazonasbecken. Der wissenschaftliche Name stammt allerdings vom deutschen Botaniker C.F. Paullini, der am Wechsel des 17./18. Jahrhunderts lebte und dem die Entdeckung der Pflanze aus botanischer Sicht zugeschrieben wird. Die Legendenbildung nimmt vor allem auf das Aussehen der Früchte Bezug, die menschlichen Augen gleichen. Sie handeln meist vom Tod eines klugen und freundlichen Kindes, das von Dämonen getötet wurde und aus dessen Augen nach dem Begräbnis die Pflanze spross. Der Name selbst kommt wahrscheinlich von den Guarani-Indianern oder dem Namen dieser Pflanze in dieser indigenen Sprache „Warana".

Getrunken wird ein Aufguss aus den gerösteten und gemahlenen Samen dieses Baumes. Guaranasamen enthalten 2-bis 3-mal so viel Koffein wie die gleiche Menge an Kaffeebohnen, weswegen es auch im Europa des 19. Jahrhunderts als Medikament verwendet wurde. Jedenfalls ist es als Erfrischungsgetränk ähnlich unseren Cola-Getränken in Südamerika sehr populär. Erst in den letzten Jahren wird es als „neuartiges", biologisches und exotisches Stimulans vor allem in Reformhäusern vermarktet. Viele der Konsumenten sind sich dabei gar nicht bewusst, dass sie hohe Mengen an Koffein zu sich nehmen, wenn sie sich Guaranapulver über das morgendliche Müsli streuen, oder in Kapseln eingeschlossenes Guaranapulver konsumieren. Vor allem auch deswegen, weil das Koffein in Guarana, ähnlich wie Tee, aufgrund der ebenfalls enthaltenen Gerbstoffe langsamer resorbiert wird und eine scheinbar „angenehmere, sanftere" Wirkung hat.

In Südamerika wird auch die Rinde des Yoco-Baumes (Paullinia yoco), einer der Guarana verwandten Pflanze, verwendet, um ein koffeinhaltiges Getränk zu erzeugen. Die Rinde wird geraspelt und in kaltem Wasser ein Auszug bereitet. Außerhalb der Stammesgebiete wurde man erst 1906 auf diese Pflanze aufmerksam. Die Angaben über den Koffeingehalt schwanken zwischen 0,5 und 2,75%. Dies könnte daran liegen, dass die Rinde des unteren Teils des Gewächses mehr Koffein enthält, als die oberen Teile. Offensichtlich musste vor allem der untere Teil gegen Schädlinge geschützt werden.

Jedenfalls hat diese Pflanze vorläufig noch nicht den Weg in unsere Reformhäuser und Bioläden gefunden.

2.2 Zur Geschichte des Koffeinkonsums in Asien

2.2.1 Tee

An einem heißen Tag vor knapp 5000 Jahren saß einer der mythischen ersten Kaiser von China, Shen Nung (manchmal auch Shennong), im Schatten eines Strauches, um Wasser abzukochen und sich so zu erfrischen. Das Feuer entzündete er mit dem Holz jenes Gewächses und während das Wasser kochte, schwebten durch eine Windbrise vom Strauch gerissene Blätter dieses Strauches in den Topf mit kochendem Wasser. Als nun Shen Nung von dem grünlichen Wasser trank, verspürte er sofort die angenehm erfrischende, stimulierende Wirkung dieses Getränks und entwickelte sofort das chinesische Schriftzeichen dafür: „Cha".

Falls sich der Leser nun erstaunt zeigen sollte, warum an einem heißen Tag kein kühles Wasser getrunken wurde und warum eine Verunreinigung des Wassers nicht sofort beseitigt wurde: Als „Göttlichem Heiler" wird Shen Nung auch die Erkenntnis zugeschrieben, dass man nach dem Genuss abgekochten Wassers wesentlich seltener krank wird. Des Weiteren gilt Shen Nung als Entdecker so ziemlich aller wichtigen Heilkräuter des Altertums – so soll er unter anderem auch Ginseng und Marihuana entdeckt haben. Es nimmt also nicht wunder, dass er so ziemlich alle Pflanzen ausprobiert haben soll, die ihm unter die Augen kamen – auch wenn die Legende erzählt, dass ihm der Wind gesagt hätte, er solle die Blätter im Topf lassen. Dazu passt auch das Wort „cha", das wohl ursprünglich alle Aufgüsse aus Pflanzen im Allgemeinen bezeichnet haben dürfte und erst später den Aufguss aus echtem Tee bezeichnete.

Allerdings dürfte Tee anfänglich gar nicht in der uns heute vertrauten Form konsumiert worden sein. Anfänglich dürften die grünen Teeblätter eher als nahrhafte Suppe zubereitet worden sein: Die frischen Teeblätter wurden gedämpft, in einem Mörser zerstoßen, zu einem Kuchen gepresst und zusammen mit Reis, Ingwer, Salz, Orangenschalen, Gewürzen, Milch und manchmal auch Zwiebeln gekocht. Eine ähnliche Zubereitungsart findet sich heute auch noch in Teilen Tibets und bei manchen Mongolenstämmen.

Teesuppe

Die medizinischen Wirkungen von Tee (in Shen Nungs Fall eigentlich Grüntee) und anderen von ihm entdeckten Heilkräutern soll er dann im Jahre 2737 vor Christus in einem Buch zusammengefasst haben, in welchem bereits wichtige physiologische und psychologische Wirkungen von Koffein genannt wurden. So berichtet

Tee als psychoaktive Droge

er bereits von einer diuretischen, bronchodilatierenden, stimulierenden und stimmungsaufhellenden Wirkung von Tee. Allerdings datiert die erste bekannte Ausgabe dieses Buches aus einer Herrscherdynastie (Neo Han), die erst zwischen 24 vor bis 220 nach Christus regierte. In den ersten Auflagen wird Tee als Heilkraut nicht einmal erwähnt. Er findet sich erst in den Auflagen des 7. Jahrhunderts wieder. Allerdings fanden jüngst Archäologen Tee im Grab eines Herrschers der Han-Dynastie im westlichen Tibet, der vor ca. 2100 Jahren verstorben ist. Es handelte sich dabei um Tee der auch noch heute höchsten Qualitätsstufe (nämlich überwiegend um Knospen, siehe unten), der besonders viel Koffein enthält. Da diese Teeblätter jedoch in einem Bündel gemeinsam mit Hirse, Reis und einer Art Spinat aufgefunden wurden, geht man davon aus, dass Tee damals wohl noch als Art Suppe oder „Buttertee", so wie es in Tibet auch heute noch üblich ist, konsumiert wurde. Da aber in diesem Teil Tibets Tee nicht gedeihen kann, musste also schon ein reger Handel damit geherrscht haben. Dies dürfte also jene Zeit gewesen sein, zu der Tee langsam größere Verbreitung fand. Erste schriftliche Erwähnungen finden sich um 59 vor Christus, um 220 vor Christus berichtet der Arzt und Chirurg Hua Tao, dass Tee Aufmerksamkeit und Konzentration steigert – die auch heute noch angestrebten psychoaktiven Wirkungen von Koffein.

Die geschmackliche Komponente, die angeblich heute so im Vordergrund steht, fand anfänglich also kaum Erwähnung. Aus dieser Zeit ist auch ein Brief eines führenden Generals der Qin-Dynastie erhalten, in dem er seinen Neffen ersucht, ihm doch „richtigen Tee" zu senden, damit er seine Depressionen behandeln könne. Tee dürfte demnach in China wohl irgendwann im ersten Jahrtausend vor Christus in Gebrauch gekommen sein – und das wohl vorwiegend wegen seiner psychopharmakologischen Wirkung. Die nichtpharmakologische Nutzung von Tee erfolgte wahrscheinlich erst 100 vor unserer Zeitrechnung. Der Kaiser Wu Ti soll aufgrund des um sich greifenden Reisweinkonsums Tee als Ersatz für Alkohol propagiert haben, was seine Nachfolger weiterhin mit Nachdruck verfolgten, so dass sich Tee ab dem 4. Jahrhundert unserer Zeitrechnung langsam als Genussmittel durchzusetzen begann und in den folgenden Jahrhunderten ein regelrechter Kult um die Teezeremonie entstand, wobei die psychotrope Wirkung der Substanz weiterhin sehr geschätzt wurde. So schrieb Lo Tung, ein chinesischer Dichter der Tang-Dynastie, um das Jahr 800:

» Die erste Tasse netzt mir die Lippen und die Kehle. Die zweite verscheucht meine Einsamkeit. Die dritte durchdringt mein unfruchtbares Inneres, um darin nichts weiter als einige

5000 Bände wunderlicher Ideogramme zu finden. Die vierte
Tasse erregt einen leichten Schweiß – alles Schlechte des
Lebens schwindet durch meine Poren dahin. Bei der fünften
Tasse bin ich geläutert. Die sechste ruft mich ins Reich des
Unvergänglichen. Die siebente Tasse – ah, aber ich kann
nicht weiter trinken, ich fühle nur den kühlen Windhauch, der
sich in meinen Ärmeln fängt. Das Paradies, wo liegt es? Lasst
mich mit diesem lieblichen Windhauch segeln und dorthin
schweben! (Zitiert nach Okakura 2011)

Wahrscheinlich ist die Nutzung von Teeblättern nicht einmal eine
chinesische Erfindung. Selbst chinesische Historiker berichteten
davon, dass die Teepflanze von indischen Einwanderern nach China
gebracht wurde. Jedenfalls existiert der Teestrauch (der eigentlich,
wenn er nicht beschnitten würde, ein bis zu 10 Meter hoher Baum
werden kann) heute in zwei Varietäten: einer chinesischen (Camellia sinensis varieta sinensis) und einer indischen (Camellia sinensis
varieta assamica). Beide Varietäten gehören zur Gattung der Kamelien innerhalb der teeartigen Pflanzen (Theaceae) und somit zur
Ordnung der heidekrautartigen Pflanzen (Ericales).

Im 7. Jahrhundert dürfte mit der Expansion des chinesischen
Reiches Tee auch im gesamten asiatischen Raum große Verbreitung gefunden haben. Im Falle von Japan, in dem die Teezeremonie ebenso wie in China nahezu kultische Bedeutung hat, dürfte
dies auch religiöse Gründe gehabt haben. Bodhidharma, einer der
Begründer des Zen-Buddhismus, der um 500 gelebt haben soll, soll
nach über neun Jahren Meditation in einer Höhle eingeschlafen
sein. Als er aus seinem Schlaf erwachte, habe er sich über diesen
Umstand so geärgert, dass er sich seine Augenlider abschnitt, um
nie mehr einzuschlafen – aus den abgeschnittenen Augenlidern sei
dann der Teestrauch gewachsen. Diese Legende könnte auch insofern einen wahren Kern haben, als Bodhidharma ursprünglich aus
Indien stammte, von wo ja Tee ursprünglich kommen soll.

Jedenfalls war Japan eines der ersten Länder, das Tee aus China
bezog, wobei Tee auch in Japan lange Zeit als Heil- und nicht als
Genussmittel galt. Die Legende des Bodhidharma beschreibt wohl
auch den Umstand, dass Tee dann in weiterer Folge zuerst in Zen-Klöstern konsumiert wurde, wohl aus ähnlichen Motiven, warum
die Sufis begonnen haben, Kaffee zu konsumieren. Noch heute wird
in japanischen Klöstern in den Pausen zwischen den einzelnen
Meditationssitzungen grüner Tee getrunken, wohl nicht zuletzt um
die Achtsamkeit während der langen Sitzmeditationen zu fördern
und das Einschlafen zu verhindern. Der Legende nach wurde der
erste Tee bereits 801 von dem Mönch Saicho in Japan angebaut – er

Weltweite Verbreitung

hatte die Samen von China mitgebracht. Der Teekonsum verbreitete sich in weiterer Folge dann nicht nur unter Priestern, sondern auch unter Adeligen und die Anzahl der Teeplantagen stieg rapide an. Die dann in weiterer Folge entstandenen Teegesellschaften des Militäradels wurden zu Beginn des 14. Jahrhunderts vom regierenden Shogun verboten, da er darin eine Brutstätte für diverse Ausschweifungen sah. Da aber nie versucht wurde, den Tee als solchen zu verbieten, entwickelten die Samurai eine Reihe von strengen Verhaltensvorschriften für eine andere Art des Teekonsums, der nicht unter dieses Verbot fiel und der wieder Bezug zum Zen-Buddhismus aufnahm – Die Grundlage für das bis heute bestehende „Teezeremoniell" cha-no-yu (japanisch für „heißes Wasser für Tee") war gelegt.

Tee in Europa

Arabische Händler schließlich begannen mit dem Teehandel um das Jahr 900. Marco Polo berichtete zwar über Tee als Tributzahlung an die mongolischen Herrscher schon um 1299, war sich aber wahrscheinlich über seine Verwendung nicht ganz im Klaren. Es waren die Portugiesen, die erstmals China und Japan in der Absicht Handel zu treiben erreichten, und um 1550 über Tee berichteten. Sie betrachteten Tee allerdings anfänglich wohl noch nicht als wertvolles Handelsgut. Erst zu Beginn des 17. Jahrhunderts verließen erste holländische Schiffe China mit Tee in ihren Laderäumen Richtung Europa, wo dann sein Siegeszug begann. Indirekt waren es auch die Portugiesen, welche die Grundlage für den Tee-Enthusiasmus der Briten lieferten: als König Charles II die portugiesische Infantin Katharina heiratete, die ihren geliebten Tee 1662 nach England mitbrachte. Sie popularisierte den Teekonsum unter den Frauen der gehobenen englischen Gesellschaft, während Kaffee als „männliches" Getränk galt. Daran änderte auch eine „woman's petition against coffee" recht wenig, in der Beschwerde darüber geführt wurde, dass sich die Männer immerzu in Kaffeehäusern aufhielten, nie zu Hause seien und dass Kaffee impotent mache. Erst als der „russische" Tee, der mittels Karawanen nach Europa kam, im Verlauf des 18. Jahrhunderts zunehmend an Bedeutung verlor, wurde England zum Zentrum des Teehandels in Europa und Tee wurde zunehmend auch für Männer interessant. Die 3000 um 1700 in London noch bestehenden Kaffeehäuser wandelten sich langsam in Männer-„Clubs" um – wenn Männer mit ihren Frauen ausgehen wollten, mussten sie wohl oder übel in Teehäuser gehen. Letztendlich hatte die Weiblichkeit in ihrem Kampf gegen den Kaffee obsiegt und mit der zunehmenden wirtschaftlichen Bedeutung von Tee wurde dieser auch zunehmend in den Kolonien des britischen Weltreiches angebaut und gehandelt.

Die Briten waren aber eigentlich „late adopters". Schon um 1600 war Tee in Frankreich bekannt und um 1650 war er in Paris ein hochbegehrtes Getränk, das erst nach Einführung von Kaffee und Schokolade als Koffeinlieferant in den Hintergrund trat (im Gegensatz zu England). Auch eine andere Nation von Teetrinkern gehörte zu den „late adopter": Russland begann trotz einer gemeinsamen Grenze zu China erst ab 1689 mit dem Import nennenswerter Mengen von Tee. Ab 1735, durch eine Erhöhung des Teeimports auf Anordnung von Zarin Elisabeta Petrovna, wurde Tee dann so günstig, dass auch die Bürger Tee konsumieren konnten. Die Erfindung des Samowars, die ebenfalls um diese Zeit erfolgte, tat dann ein Übriges, um die russische Bevölkerung dazu zu bringen, vor allem sehr starken, d. h. stark koffeinhaltigen Tee zu konsumieren. Mit dem Tod Katharinas der Großen war der Teeimport, der weiterhin auf dem Landweg erfolgte, von ursprünglich 600 Kamelladungen auf 6000 Kamelladungen gestiegen. (Eine Ladung umfasste ca. 300 kg Tee.) Auch in Deutschland wurde Tee ungefähr zur gleichen Zeit wie Kaffee eingeführt (um 1650 erscheint Tee erstmals auf den Preislisten von Apotheken), fand aber im Gegensatz zu Kaffee kaum weite Verbreitung – außer in Ostfriesland, wo mehr Tee pro Kopf konsumiert wird als in Großbritannien, was wahrscheinlich damit zusammenhängt, dass sich Ende des 18. Jahrhunderts aufgrund einer britischen Handelssperre gegen Holland viele niederländische Händler in Ostfriesland niederließen und den Teeimport von dort aus betrieben. Großbritannien ist im Übrigen auch nicht „die" Teenation Europas, wie immer wieder gern behauptet wird. Auch Russland und Irland konsumieren mehr Tee pro Kopf als der durchschnittliche Brite.

Tee wird im Wesentlichen in zwei Varianten konsumiert, die sich durch die unterschiedliche Bearbeitung nach der Ernte unterscheiden: grüner Tee und Schwarztee. Schwarztee wird nach dem Welken und dem Rollen fermentiert. Wobei dies keine Fermentierung in der jetzigen Bedeutung des Wortes ist – nämlich eine anaerobe (d. h. unter Luftabschluss stattfindende Gärung unter Mithilfe von Mikroorganismen, wie z. B. bei der Produktion von Sauerkraut). Teeblätter werden eigentlich „oxidiert", d. h. reagieren mit Sauerstoff und erhalten so ihre schwarze Farbe. Bei grünem Tee unterbleibt diese Oxidation. Weißer Tee ist ebenfalls Tee ohne gewollte Oxidation, der durch die Härchen an der Unterseite des Blattes eine silbrig-weiße Farbe erhält, während Oolong teilweise oxidiert wird.

Guter Tee wird durch die Formel „two leaves and the bud" charakterisiert (die Blüte und die beiden obersten Blätter eines Astes). Jedoch gibt es auch Tees, bei welchen nur alte Blätter verwendet werden oder Blätter, die sich weiter unten am Ast befinden. Dies ist insofern von Bedeutung, als dies den Koffeingehalt mitbestimmt. Je nach Sorte finden sich in der Trockenmasse zwischen 0,5 und 6% an

Anbau und Zubereitung bestimmen Koffeingehalt

Koffein – bestimmte Grüntees können auch mehr Koffein aufweisen. Jüngere Pflanzenteile (eben die Knospen und die ersten Blätter) weisen generell mehr Koffein auf als ältere, der „first flush" (die erste Ernte zwischen Februar und April) mehr als die zweite Ernte und auch sogenannte „beschattete Tees", also während bestimmter Teile der Wachstumsperiode und vor der Ernte beschattete Teesträucher, zeigen höhere Koffeinwerte. Des Weiteren beeinflusst auch die Ziehzeit den Koffeingehalt – je länger, desto mehr Koffein. So kann ein normaler Beutel Schwarztee nach einer Ziehzeit von einer Minute 17 mg, nach 3 Minuten 38 und nach 5 Minuten 47 mg Koffein pro Tasse enthalten. Wird das Brühwasser nicht über 50 Grad Celsius erhitzt, wird wieder weniger Koffein aus dem Tee gelöst (allerdings auch weniger andere Inhaltsstoffe).

Daher kann es durchaus sein, dass man bei einer Tasse Tee – z. B. bei bestimmten Grünteesorten, wie dem zunehmend populären Matcha-Tee – genauso viel Koffein wie mit einer Tasse Kaffee zu sich nimmt, aber mit nur wenig erhitztem Wasser kurz gezogenen Tees minderwertiger Qualität durchaus viel weniger.

Koffein in Tee wirkt „anders"

Trotzdem schwören viele auf den Teekonsum, weil die Wirkung viel geringer sei. Dies liegt jedoch nicht unbedingt an der Menge des Koffeins, die Tee angeblich von Kaffee unterscheidet, sondern an der unterschiedlichen Wirkung im Körper. Im Tee ist Koffein an gerbsäureartige Polyphenole (sekundäre Pflanzenstoffe) wie z. B. Catechine gebunden und nicht so wie im Kaffee an die sogenannte Chlorogensäure, da beim Kaffeerösten die sekundären Pflanzenstoffe weitgehend verloren gehen. Dies bewirkt, dass das Koffein im Tee erst langsam im Darm freigesetzt wird und somit der Koffeinspiegel nur langsam aufgebaut wird, aber auch langsamer sinkt. Weiters befindet sich in Tee eine Aminosäure, die dem Kaffee fehlt, nämlich Theanin – nicht zu verwechseln mit Thein, das ja wie weiter unten angeführt nur fälschlicherweise für eine andere Substanz als Koffein gehalten wurde – wohl eben aufgrund der unterschiedlichen Bindungen des Koffeins in den beiden Pflanzen. Theanin (oder korrekt L-Theanin) soll eine gewisse beruhigende Wirkung aufweisen. Der Anteil an L-Theanin im aufgegossenen Tee vermindert die Wirkung des Koffeins. So fällt die stimmungsverbessernde und leistungssteigernde Wirkung von Koffein deutlich geringer aus und kann unter Umständen sogar ganz verloren gehen. Jedenfalls gelten diese unterschiedlichen Wirkungen vor allem für Grüntee, da beim Schwarztee ein Teil der Catechine durch die Oxidation in Aromastoffe umgewandelt wird.

Einen Großteil der Teekonsumenten wird all dies aber wohl nur am Rande betreffen, da sie ihren Tee gar nicht mehr selbst herstellen – nicht einmal mehr ein Teesäckchen in warmes Wasser hängen, geschweige denn Tee in zeremonieller Art und Weise zubereiten. In den USA wird mittlerweile 85% des konsumierten Tees in Form von vorfabrizierten, in Dosen abgefüllten Eistees konsumiert.

2.2.2 Jute

Unsere beliebteste Koffeinquelle, Kaffee, wird in Säcken auf die Reise geschickt, die aus einer Pflanze gefertigt wurden, die ebenfalls Koffein enthält: Corchorus capsularis. Es handelt sich um eine einjährige krautige Pflanze, dessen holzige Teile eben meist zu Fasern und in weiterer Folge zu Jutesäcken verarbeitet werden. In Teilen Afrikas und Asiens werden die Blätter jung als Salat konsumiert und die reifen Blätter als Gemüse zu Suppen und ähnlichen Speisen verkocht, teilweise aber auch als Tee konsumiert, dem unter anderem eine entzündungshemmende, appetitanregende und auch stimulierende Wirkung nachgesagt wird. Seit kurzem werden auch Versuche unternommen, das Koffein, das sich vor allem in den Blättern befindet, zu extrahieren. Ob sich das wirtschaftlich auch rechnen wird, steht noch offen, wäre aber neben der Nutzung als Faserpflanze im Hauptproduktionsgebiet in Bangladesch eine willkommene zusätzliche Einkommensmöglichkeit (immerhin enthält 1 mg Blätterextrakt 0,23 mg Koffein). Jute gehört, vorläufig nur nebenbei angemerkt, zur Gattung der Lindengewächse, was uns in weiterer Folge noch beschäftigen wird.

Koffein aus dem Sack

2.2.3 Zitrusfrüchte

In einer weiteren Pflanze, die man kaum mehr mit Asien und schon gar nicht mit Koffein in Verbindung bringt, sondern mit südlichen Ländern und deren Flair, findet sich tatsächlich Koffein: in den aus dem südostasiatischen Raum stammenden Zitrusfrüchten. Es sind vor allem die männlichen Blüten dieser zu den Rautengewächsen (Rutaceae) zählenden Pflanze, die Koffein enthalten. Es war vor 20 Jahren, als der amerikanische Botaniker Ivan Stewart auf der Suche nach Wachstumshormonen in Pflanzen in den Blättern, aber eben vor allem den Blüten von Zitrusfrüchten, Koffein fand. Die Mengen sind allerdings sehr gering. In getrockneten Orangenblüten finden sich 166 µg Koffein pro Gramm Trockenmasse und in Honig nur bis zu 10 µg pro Gramm und auch nur wenn der Honig nahezu ausschließlich aus dem Nektar von Zitruspflanzen hergestellt wurde. Eine Tasse Orangenblütentee hat damit etwa um den Faktor 1000 weniger Koffein als eine durchschnittliche Tasse Kaffee.

Koffein im Honig

Bienen „fliegen" auf Koffein

Allerdings war man bisher davon ausgegangen, dass Koffein in Pflanzen vor allem dazu dient, aufgrund seiner Toxizität Fressfeinde oder Mikroorganismen abzuhalten oder die Entwicklung konkurrierender Pflanzen zu verhindern. Das würde ja den – wenn auch sehr geringen und daher auch kaum wirksamen – Anteil in den Blättern und eventuell Samen erklären – aber in den Blüten? Diese sollten ja von Bienen und anderen Bestäubern aufgesucht werden. Es ergibt ja für eine Pflanze keinen Sinn, ihre Bestäuber zu vertreiben … Wie man mittlerweile weiß, „fliegen" Bienen auf Blüten mit Koffein. Pflanzen, die koffeinhaltige Blüten und Nektar zur Verfügung stellen, werden deutlich häufiger von Bienen besucht und sie merken sich den Weg zu koffeinhaltigen Blüten besser als zu anderen Blüten. Es sind also nicht nur die Menschen, die kaum mehr ohne ihr tägliches Koffein auskommen.

2.3   Zur Geschichte des Koffeinkonsums in Afrika

2.3.1   Kaffee

Kaldi, ein abessinischer Ziegenhirte, beobachtete mit Erstaunen, dass seine Ziegen, wenn diese von den roten Beeren eines kleinen Busches fraßen, die gesamte Nacht kaum schliefen, sondern fortwährend munter herumsprangen. Also versuchte er die Frucht auch selbst und erlebte die gleiche angenehm stimulierende Wirkung. Wegen seiner Freude darüber brachte er die Früchte einem heiligen Mann in einem nahegelegenen Kloster. Doch der Gelehrte verdammte die Früchte als nicht gottgefällig und warf sie ins Feuer, worauf diese jedoch einen derartigen Wohlgeruch verströmten, dass er sein erstes Verdikt doch revidierte und die weitere Geschichte dieser Pflanze ganz anders verlief. Eine schöne Legende, die sich jedoch in keiner afrikanischen oder arabischen Quelle nachweisen lässt. Sie taucht erstmals in der zweiten Hälfte des 17. Jahrhunderts in einem der ersten europäischen Essays zum Thema Kaffee auf: in einem Buch von Antoine Faustus Nairon, einem Professor für orientalische Sprachen. Diese – wohl der Imagination des Professors entsprungene – Legende war offensichtlich so schön und vermeintlich so authentisch, dass sie all die Jahrhunderte überdauerte.

Kaffee für Krieger

Eine der wenigen Wahrheiten an dieser Legende dürfte jene der Gegend sein, an der sie verortet wurde. Die anregende Wirkung von Kaffee dürfte erstmals von den Galla-Stämmen, den legendären Eroberern des äthiopischen Hochlandes, genutzt worden sein. Traditionelle Erzählungen, und die gegenwärtige Praxis, deuten auf eine langjährige Nutzung als Stimulans während kriegerischer

Auseinandersetzungen hin. Sie mörserten die reifen Beeren, vermischten diese mit tierischem Fett und formten kleine Bälle daraus und verwendeten sie, ähnlich wie die Soldaten des Zweiten Weltkrieges, die Koffeintabletten mit sich führten, als Mittel gegen Erschöpfung und Hunger im Verlaufe ausgedehnter Kriegszüge.

Warum Kaffee allerdings bis in das 15. Jahrhundert hinein, auch im arabischen Raum, kaum Verbreitung finden konnte, bleibt eines der Rätsel der Menschheitsgeschichte. Zwar waren große Teile Afrikas „Terra incognita", aber gerade mit Äthiopien gibt es eine mehr als dreitausendjährige Geschichte der Handelsbeziehungen, deren Belege sich bis in biblische Texte zurückverfolgen lassen. Die erste Beschreibung findet sich erst bei dem berühmten arabischen Arzt Abu Bakr Mohammed Ibn Zakariya El Razi, der Berichten zufolge von 852 bis 932 gelebt haben soll. Er beschreibt ein Getränk namens „Buncham", das aus einer Pflanze namens „Bunn" zubereitet wurde. Diese Wörter bezeichnen bis heute in Äthiopien Kaffee und Kaffeepflanze. Als Arzt berichtet er allerdings nur darüber, dass das heiße Getränk sehr gut für den Magen sei. Dies wird von Avicenna (Ibn Sina) später aufgegriffen, weswegen er die gelben Bohnen (Kaffee wurde offensichtlich noch nicht geröstet) als Stärkungsmittel empfiehlt, das die Haut reinigt und die darunter liegende Feuchtigkeit verschwinden lässt. Obwohl die Werke Avicennas auch in Europa bekannt waren, fand Kaffee keinerlei Anklang in der europäischen Medizin. Im arabischen Raum verblieb es offensichtlich ebenfalls bei der medizinischen Nutzung der Kaffeebohnen. Noch Suleiman der Große (1494–1566) lobt vor allem chinesischen Tee.

Erst zu Beginn des 16. Jahrhunderts begann sich Kaffee als „Qahwah" von jemenitischen Sufiklöstern aus in die damaligen arabischen Metropolen wie Kairo und Mekka auszubreiten, was nicht sonderlich verwundert, da dem Sufiorden auch viele Laienbrüder angehörten. Die Sufis tranken „Qahwah" wahrscheinlich seit der Mitte des 15. Jahrhunderts zu Beginn der „Dhikr"-Zeremonie – eines intensiven Gebetsrituals zur Erinnerung an die Größe Allahs. Wenn sie dann nach den Ritualen nach Hause kamen, war es wohl nur naheliegend, die (religiösen) Erfahrungen mit Kaffee auch mit ihren Freunden und Verwandten zu teilen – das Kaffeehaus war geboren. Somit scheint die Geschichte des Kaffeekonsums kürzer zu sein, als die vieler anderer Koffeinquellen, dafür aber auch intensiver. Heute werden mehr als 2,25 Milliarden Tassen Kaffee pro Tag weltweit getrunken und an die 100 Millionen Menschen leben direkt oder indirekt von der Kaffeeproduktion.

Die Kaffeepflanze gehört zur Familie der Rubiaceae oder Rötegewächse und somit zur viertgrößten Gruppe der Bedecktsamer (Angiospermen), die aus mehr als 11.000 Arten in 660

Koffein im Kloster

Gattungen besteht. Die genetisch nächsten Verwandten des Kaffees sind erstaunlicherweise Tomaten und die Weinrebe. Das Koffein, das sich sowohl in den Blättern, den Früchten als eben auch in den Samen des Kaffeestrauches befindet – wobei vor einiger Zeit allerdings auch eine natürliche koffeinfreie Kaffeepflanze entdeckt wurde –, scheint also in der Pflanzenwelt im Laufe der Evolution auf verschiedene Arten „entdeckt" worden zu sein. Koffein wird in Tee oder Kakao (zu dem eine entferntere Verwandtschaft besteht) anders biosynthetisiert.

Die eigentliche Pflanzengattung Kaffee besteht aus über 125 verschiedenen Arten, wobei es verwundert, dass davon nur zwei Arten Arabica (Coffea arabica L.) und Robusta (Coffea canephora oder Coffea robusta) weltwirtschaftliche Bedeutung haben – 99% der Kaffeernte entfallen weltweit lediglich auf diese beiden Sorten. Bei Coffea robusta gilt das alte lateinische Sprichwort „nomen est omen" wirklich – es ist die deutlich widerstandsfähigere Pflanze (obwohl es wohl umgekehrt war – omen est nomen): Parasiten, Pilzkrankheiten und höhere Temperaturen werden besser toleriert. Da bei einem höheren Ertrag die Samen jedoch kleiner sind, gilt die Pflanze als minderwertiger, weswegen sie für den Konsum meist mit Arabica-Bohnen verschnitten werden. Bei der Qualitätsbeurteilung spielen allerdings auch organoleptische Kriterien eine große Rolle – Arabica schmeckt uns Menschen einfach besser. Robusta enthält außerdem mehr an Chlorogensäuren – abgesehen davon, dass diese harntreibend wirken, können sie bei empfindlichen Menschen auch zu Magenbeschwerden führen.

Hinzu kommt noch, dass Arabica nur in höheren Lagen angebaut werden kann, da nur in Höhen über 900 m der Rostpilz (Hemileia vastatrix), für den Arabica besonders anfällig ist, erfolgreich bekämpft werden kann. Höhere Lagen bedeuten aber nicht nur längere Transportwege, sondern auch eine erhöhte Frostgefahr – und schon einige Minuten Frost können großen Schaden an der Pflanze ausrichten. Arabica ist also nicht nur wegen seines besseren Geschmacks um einiges teurer als Robusta.

Die Bohne bestimmt den Koffeingehalt

Die beiden Varianten unterscheiden sich aber auch im Koffeingehalt. Arabicabohnen enthalten zwischen 1 und 1,7% Koffein und Robustabohnen zwischen 2 und 4,5% Koffein. Daher ist der tatsächliche Koffeingehalt einer Tasse Kaffee auch so schwierig anzugeben. Abgesehen von Zubereitungsart und Kaffeemenge spielt eben auch das Mischungsverhältnis der beiden Kaffeesorten eine große Rolle.

Kaffeepflanzen können eigentlich bis zu 4 m hoch werden, werden aber aus erntetechnischen Gründen meist als Strauch gezogen. Wer schon einmal die Blüten dieses immergrünen Strauches sehen konnte, fühlt sich sowohl in Form als auch in Geruch dezent an Jasmin erinnert – weswegen die Pflanze in den ersten botanischen Bestimmungsbüchern auch als Jasminum arabicanum aufgetaucht ist. Der Name Kaffeebohne ist etwas irreführend – es handelt sich um den Samen der in der Reifung roten Kaffee-„Kirsche" – einer Steinfrucht. Die Samen sind auch noch von der sogenannten Silberhaut und einer Pergamenthaut umgeben, ehe das Fruchtfleisch folgt. Auch diese müssen in dem aufwändigen Aufbereitungsprozess entfernt werden. Bei der Kaffeeernte gibt es – ähnlich wie bei der Traubenernte – unterschiedliche Erntearten: entweder per Hand oder mit speziellen Kämmen (teil)maschinell. Ersteres garantiert natürlich eine höherwertige Qualität, da damit das gleichzeitige Abstreifen von unreifen oder halbreifen Früchten vom Strauch verhindert werden kann – was sich dann, wie beim Wein, auch deutlich auf den Preis niederschlägt. Nach der Ernte werden die Samen von dem sie umgebenden Fruchtfleisch befreit, was wieder auf zwei Arten erfolgen kann: „gewaschen" oder „ungewaschen". Die Kaffeebohnen werden bei ersterer Methode zum Trocknen in der Sonne ausgebreitet und es wird gewartet, bis die Fruchthülle nach einigen Wochen vertrocknet ist. Das Waschen hat den qualitativen Vorteil, dass beim Aufschwemmen unreife Früchte nach oben schwimmen und somit entfernt werden können. Danach wird das mittlerweile aufgequollene Fruchtfleisch abgewaschen. Da dann noch die innere Pergamenthülle am Samen klebt, muss dieser fermentiert werden, ehe auch diese Hülle entfernt und der Samen letztendlich getrocknet werden kann – ein deutlich aufwändigeres Verfahren, das sich dann ebenfalls auf die Preisgestaltung auswirkt.

Für den menschlichen Genuss brauchbar wird die Kaffeebohne allerdings erst durch die Röstung – dadurch erhält sie ihren unverwechselbaren Geruch und Geschmack. Die Samen werden trocken und fettfrei (meist auch unter atmosphärischem Druck) erhitzt. Je nach Röstgrad erhalten die Kaffeebohnen dann einen individuellen milderen und säuerlichen oder süßlich-bittereren Geschmack. Beim Rösten verdampft das Wasser in den Bohnen, die sich zuerst aufblähen, ehe sich die äußeren Silberhäutchen der Bohnen lösen und abplatzen. Durch die bei der Röstung ablaufende „Maillard-Reaktion" verändert sich nicht nur die Farbe, sondern auch die chemische Struktur. Aminosäuren und reduzierende Zucker (z. B. Fructose) werden zu neuen Verbindungen umgebaut und es entstehen bis zu 800 Aromastoffe. Durch das Mahlen der Kaffeebohnen beziehungsweise das Aufbrechen der Zellen können dann diese dabei entstehenden Aromastoffe freigesetzt werden.

In den letzten Jahren ist noch eine andere Art der Kaffeeaufbereitung durch die Medien gegangen: Fermentation durch Verdauung. Eine indonesische Schleichkatzenart, der Fleckenmusang

800 Aromastoffe und Koffein

(Paradoxurus hermaphroditus, ein marderartiges nachtaktives Tier), ernährt sich überwiegend von reifen Kaffeekirschen, weswegen sie eigentlich als Schädling galt. Die Kaffeebohnen werden aber unverändert ausgeschieden, das Tier genießt nur das Fruchtfleisch der Kirschen. Jedoch nur äußerlich unverändert – während der Verdauung wird durch die entsprechenden Enzyme eine Fermentation eingeleitet, die der Kaffeebohne bestimmte Bitterstoffe entzieht, weswegen dem daraus resultierenden Getränk sagenhafte geschmackliche Eigenschaften zugeschrieben werden – und das selbstverständlich zu sagenhaften Preisen. Die der Bohne nachgesagte Qualität hat wahrscheinlich auch mit etwas zu tun, das in der Psychologie als „Nachentscheidungsdissonanz" bezeichnet wird. Wenn wir etwas gekauft haben, das eigentlich keinen wirklichen Mehrwert bringt, oder zumindest keinen Mehrwert der dem überhöhten Preis entspricht, beginnen wir unser damit verbundenes „ungutes" Gefühl „schönzureden". Mit anderen Worten: Was teuer und exklusiv ist muss gut sein! Wer sich diesem Gefühl entziehen möchte, oder wem die Vorstellung, vorverdaute Nahrungsmittel zu sich zu nehmen, etwas Unwohlsein bereitet: Espressomaschinen entziehen dem Kaffee in kurzer Zeit unter hohem Druck ebenfalls Bitterstoffe, ohne die Aromastoffe zu entziehen. Mit dieser Zubereitungsart lassen sich also ähnliche geschmackliche Effekte erzielen. Es muss also nicht „Kopi Luwak" sein („Kopi" = indonesisch für Kaffee, „Luwak" = indonesischer Name für den Fleckenmusang).

Wie aber wurde aus einer Pflanze, deren Bestandteile auch im arabischen Raum ursprünglich nur zu medizinischen Zwecken oder aufgrund der ihr eigenen psychoaktiven Wirkung eingesetzt wurden, ein im arabischen und vor allem im europäischen und anglo-amerikanischen Raum nicht mehr wegzudenkendes „Genussmittel"? Die ersten regelmäßigen Koffein-„User", die Galla und die Sufis, verwendeten Kaffee wohl ausschließlich wegen dessen aktivierender Wirkung – die einen, um länger Krieg führen zu können, die anderen, um länger beten zu können, und kaum wegen des Geschmacks.

Kaffee als illegale Droge

Selbst arabische Historiker des 16. Jahrhunderts waren sich unsicher, woher denn der Kaffee kam. Jedoch waren sie sich sicher, dass im Jemen Sufis den Kaffee um die Wende vom 15. zum 16. Jahrhundert auch in privatem Rahmen konsumierten und andere, die nicht dem Orden angehörten, an dessen Wirkung teilhaben ließen. Obwohl Kaffee in weiterer Folge im arabischen Raum große Bedeutung gewann, führte die ursprüngliche Verwendung als „Droge" bereits zu Beginn zu heftigem Widerstand der religiösen Elite und der Regierenden. Und obwohl der Kaffeegebrauch aus einem islamischen „Orden" resultierte, waren viele islamische Rechtsgelehrte der Meinung, dass der Gebrauch einer psychoaktiven Substanz nicht dem Koran entspricht und daher ebenso wie Wein verboten werden muss. Die Regierenden unterstützen diese Ansicht – allerdings wohl aus einem anderen Grund: Die sich in Aden, in Mekka und in Kairo etablierenden Kaffeehäuser wurden als Bedrohung der sozialen und politischen Stabilität gesehen, da sich dort – so wie später in Europa – Intellektuelle, Schriftsteller, Poeten und Künstler der jeweiligen Städte versammelten, um unter der anregenden Wirkung des Koffeins wichtige politische und gesellschaftliche Themen zu diskutieren. So groß war die Angst vor „marqaha" (das arabische Wort für die Euphorie oder das „High", das durch den Kaffeekonsum verursacht wurde) und vor damit verbundenen politischen Umstürzen, dass der Polizeichef von Mekka 1511 Kaffee zu einer illegalen Substanz erklärte. Der Kaffeehandel wurde verboten, die Kaffeehäuser geschlossen und jeglicher Kaffee, der sich noch auftreiben ließ, wurde verbrannt. Der für Mekka zuständige Sultan residierte damals in Kairo, wo Kaffee allerdings mittlerweile eine wichtige Handelsware war und Gegenstand einer gleichsam vorbörslichen finanziellen Spekulation. Der Sultan lockerte sofort die drakonischen Gesetze, als er davon erfuhr, und ersetzte den Polizeichef ziemlich schnell.

Da die Bereitschaft auf ein schon damals wichtiges Handelsgut und eine beliebte Droge zu verzichten sehr gering war, war der Weg nach Europa geebnet. Bereits um 1570 gab es angeblich bereits über 600 Kaffeehäuser in Konstantinopel und der deutsche Arzt Leonhard Rauwolf – der erste Europäer, der Kaffee als solchen erwähnte – berichtete, dass in Aleppo die gesamte Bevölkerung ständig im Kreis saß und Kaffee konsumierte. Aufgrund dieses Umstandes ging er davon aus, dass dies eine jahrhundertealte Tradition sein müsse – tatsächlich hatte hundert Jahre zuvor wohl kaum jemand in Aleppo von Kaffee gehört! Reisende der damaligen Zeit berichteten von der Belästigung durch bettelnde Bewohner vor Kaffeehäusern, deren einziges Ziel es war, genug Geld für den nächsten Kaffee zu erhalten – wer sich dabei an gewisse städtische Plätze und Straßen erinnert fühlt, in deren Umfeld bettelnde Heroinabhängige zu finden sind, wird wohl nicht ganz falsch liegen – Reisende des 16. Jahrhunderts berichteten jedenfalls über ähnliche Gefühle.

Obwohl Kaffee um die Mitte des 16. Jahrhunderts in Konstantinopel so weit verbreitet war, dass sogar in Heiratsverträgen festgehalten wurde, dass eine mangelhafte Versorgung der Ehegattin mit Kaffee einen Scheidungsgrund darstellen kann, gab es um 1570 einen neuerlichen Versuch, Kaffee zu illegalisieren. Murat III ordnete die Schließung sämtlicher Kaffeehäuser und Verkaufsbuden für Kaffee an und bedrohte deren Besitzer mit Folter. Er hatte seine komplette Familie ermordet, um an die Regentschaft zu kommen, und wollte das ständige Gerede darüber in den Kaffeehäusern in den Griff bekommen. Der Kaffeekonsum verlagerte sich daher kurzfristig in den privaten Bereich, aber bereits unter dessen Nachfolger wurde Kaffee wieder erlaubt und massiv besteuert. Nachfolgende Herrscher versuchten in der Mitte des 17. Jahrhunderts nochmals Kaffee zu verbieten, aber selbst drakonische Strafen, wie das Einnähen von Kaffee-„Usern" in Kaffeesäcke, um sie dann in den Bosporus zu werfen, oder das Herausreißen der Zunge, konnten langfristig nichts am Kaffeekonsum ändern. Der „war on drugs" war damals genauso wenig zu gewinnen wie heute. Der persische Shah hatte sich im 16. Jahrhundert bereits damit abgefunden, dass das Verbot einer Droge keinen Erfolg haben konnte – er schickte Mullahs in die Kaffeehäuser, welche die Besucher durch Monologe über Geschichte, Rechtsfragen und Poesie von ihren politischen Diskussionen ablenken sollten – sollte dies nicht erfolgreich sein, waren auch genug Spione unter den Gästen, um den Shah vor drohenden Umsturzversuchen zu warnen.

Aufgrund der enormen Verbreitung von Kaffee im arabischen Raum war es dank der schon damals recht engen Handelsbeziehungen nur eine Frage der Zeit, bis Kaffee auch in Europa auftauchen würde. Die ersten Kaffeebohnen brachte angeblich ein venezianischer Mediziner, Prospero Alpini, nach Italien. Charles de l´Ecluse nahm sie 1596 dann über die Alpen mit nach Frankreich – er will diese von einem italienischen Reisenden erhalten haben. Wahrscheinlich waren jedoch schon vorher – undokumentierte – kleinere Mengen von Einzelpersonen nach Europa gebracht worden.

Von der illegalen Droge zum Genussmittel

Bereits 1614 gab es bei der Niederländischen Ostindischen Kompanie Überlegungen, Kaffee aus dem Jemen zu importieren. Die erste bedeutende Ladung an Kaffee erreichte Europa wohl über Venedig. Im Jahre 1624 wurde in Venedigs Häfen die erste dokumentierte Schiffsladung mit Kaffee aus Konstantinopel gelöscht. Um 1650 wurde ägyptischer Kaffee in Marseille angelandet. Um 1700 beherrschten niederländische Reeder den Kaffeeimport nach Europa, aber erst mit der weltweiten Verbreitung und Kultivierung von Kaffee im 18. und 19. Jahrhundert wurde dieser zu einer der bedeutendsten pflanzlichen Kommoditäten weltweit.

Kaffee dürfte aber bereits an der Wende zum 17. Jahrhundert in Italien verbreitet konsumiert worden sein – auch wenn es einer gebildeten Elite vorbehalten gewesen sein dürfte – wie z. B. den Dozenten und Studierenden der Universität Padua. Jedenfalls soll Papst Clemens VIII um 1600 um sein Urteil über Kaffee ersucht worden sein. Ähnlich wie muslimische Religionsgelehrte hatten auch katholische Priester argumentiert, dass der Genuss von

Kaffee nicht mit in diesem Fall der christlichen Lehre in Einklang zu bringen sei, was jedoch den venezianischen Kaufleuten zuwider lief. Allerdings befand Clemens VIII nach einer Kaffeeverkostung, dass man dieses köstliche Getränk unmöglich nur den Heiden erlauben durfte – damit ersparte sich Europa den langen religiösen Kampf um den Kaffee, der den Kaffeekonsum in der muslimischen Welt die Jahrhunderte zuvor geprägt hatte.

Wo das erste Kaffeehaus Europas eröffnet wurde, lässt sich nicht mehr ganz exakt bestimmen – es war offensichtlich eine Idee, die in großen Teilen Europas „in der Luft" lag. Einige berichteten, dass die erste „bottega del café" entweder 1645 oder 1683 in Venedig eröffnet worden sein soll. Kaffee wurde damals ausschließlich über Arabien importiert und zwar über die Hafenstadt Mokka – eine Bezeichnung, die sich als Bezeichnung für starken Kaffee bis heute erhalten hat, auch wenn heutzutage der Kaffeeimport aus dem arabischen Raum eine sehr untergeordnete Bedeutung hat.

Bereits 1650 soll ein aus dem Libanon stammender Mann, von dem lediglich der Vorname, Jakob, bekannt ist, ein Kaffeehaus in Oxford und 1651 in London eröffnet haben – das übrigens 300 Jahre bestand hatte. Das war im selben Jahr, in dem zudem angeblich der erste Sack Tee in England angeliefert wurde. Das heutige britische Nationalgetränk fand also später Beachtung als Kaffee. Im Jahr 1664 gab es erste Beschwerden seitens der Universitätsverwaltung von Cambridge, dass sich Studenten zu viel in Kaffeehäusern herumtreiben würden – ähnlich wie in Italien war Kaffeekonsum offensichtlich anfänglich akademischen Eliten vorbehalten. Knapp 20 Jahre später, 1683, soll es jedoch nach mehreren übereinstimmenden Quellen schon 3000 Kaffeehäuser in London gegeben haben; und das bei einer geschätzten Gesamteinwohnerzahl von 500.000! Noch 1675 hatte König Charles II versucht, Kaffee aus London zu verbannen – der offizielle Grund war, dass die offenen Feuer zum Rösten des Kaffees zu verheerenden Bränden führen könnten und man die Bevölkerung vor den „evil and dangerous effects" des Kaffees schützen müsse. Der wahre Grund war allerdings der gleiche wie 150 Jahre zuvor im arabischen Raum: Kaffeehäuser waren zu gefährlichen Brutstätten für neue, liberalere politische Ideen geworden. Das Gesetz sollte am 10. Jänner des Jahres 1676 in Kraft treten – am 8. Jänner wurde es aufgrund massiver Proteste und der vorauszusehenden wirtschaftlichen Folgen wieder zurückgenommen …

Eine österreichische Legende will es, dass 1683 nach der erfolgreichen Abwehr der Belagerung Wiens durch Kara Mustafa in dessen Heerlager, dass er Hals über Kopf verlassen musste, nachdem ein polnisches Entsatzheer unter Jan Sobieski die türkischen Truppen vernichtend geschlagen hatten, merkwürdige braune Bohnen gefunden wurden, die für Kamelfutter gehalten wurden. Nur der Pole Karl Koschitzky, der als Kundschafter und Übersetzer eine bedeutende Rolle bei der Niederschlagung des Angriffs gespielt haben soll, hätte erkannt, dass es sich um Kaffee handelt und noch im gleichen Jahr das erste Kaffeehaus eröffnet. Allerdings war Kaffee in Wien schon früher bekannt. Bereits 1665 war ein türkischer Botschafter im Zuge von Friedensverhandlungen zwischen dem türkischen und dem Habsburgerreich in Wien. Dass er Unmengen Kaffee rösten ließ, wissen wir unter anderem deswegen, weil sich die Wiener bei den Behörden über den ungeheuren Holzverbrauch der Türken beschwerten, die ständig Kaffeebohnen rösteten, um ihre Kaffeeversorgung nicht unterbrechen zu müssen. Bereits ab 1666 bestehen Steueraufzeichnungen über Kaffeeimporte nach Wien. Es ist daher mehr als wahrscheinlich, dass zumindest 2 Kaffehäuser bereits vor 1683 in Wien existierten. Die beiden Armenier Johannes Diodato und Isaac de Luca dürften um diese Zeit bereits Kaffee in einer eigens dafür gegründeten Gaststätte verkauft haben.

Mit der Ausnahme Österreichs konnte Kaffee in Zentraleuropa erst später Fuß fassen. Das erste Kaffeehaus Deutschlands wurde wahrscheinlich 1679 in Hamburg von einem Niederländer eröffnet, weniger weil der Bedarf bei den Einwohnern Hamburgs bestand, sondern aufgrund der Nachfrage von englischen Händlern und Seemännern – wohl deswegen hieß es „das englische Kaffeehaus". Regensburg folgte 1689, Leipzig 1693 und Berlin 1721. Einen Rückschlag erlitt der Kaffeekonsum während der Regierungszeit von Friedrich dem Großen. Er war der Meinung, dass Kaffee der Oberschicht vorbehalten werden sollte. Er befürchtete, dass mit der Ausbreitung des Kaffeekonsums in breiten Bevölkerungsschichten zu viel Geld ins Ausland abfließen und der preußischen Wirtschaft verloren gehen würde. Außerdem war er der Ansicht, dass Kaffee Männer und Frauen unfruchtbar machen würde – eine damals weit verbreitete Ansicht unter deutschen Ärzten, die zwar eine gewisse Grundlage hatte, wie wir später sehen werden, jedoch nicht in dieser Art und Weise. Daher erhob er exorbitante Steuern auf Kaffee, um diesen nur mehr für Wohlhabende leistbar zu machen. Er begründete dies damit, dass auch er mit Biersuppe, einer zu seiner Zeit weit verbreiteten Frühstücksmahlzeit, groß geworden sei – und was für einen König gut sei, sei wohl auch für die Untertanen gut. Daher errichtete er ein Monopol auf den Kaffeehandel, das ihn reich machte, aber die Bürger zu „Ersatzstoffen" greifen ließ. Damals wurde Gersten- und Zichorienkaffee erfunden, dessen Produktion auch staatlicherseits gefördert wurde. Aber wie alle Versuche, Drogen zu unterdrücken, war auch dieser Versuch zum Scheitern verurteilt und führte nur zu einem kurzfristigen Rückgang des Kaffeekonsums in Deutschland, da sich der Kaffee in Städten wie Leipzig oder Berlin weiter behaupten konnte.

Allerdings mussten sich ärmere Schichten lange Zeit weiterhin mit Ersatzkaffee, dem „Muckefuck", abfinden. Ursprünglich wurde angenommen, dass das Wort von einer Verballhornung des französischen „mocca faux" (falscher Mokka) kommt. Heute wird davon ausgegangen, dass das Wort aus dem Rheinland stammt: „Mucken" = brauner Holzmulm, „fuck" = faul. Kaffee blieb weiterhin ein teures Gut, das sich nur wenige leisten konnten, weswegen Kaffee auch sehr „dünn" getrunken wurde und eine durchsichtige braune Brühe ergab. Da jedoch Zichorienkaffee immer schwarz blieb, wurde der durchsichtige hellbraune Kaffeeaufguss zum Statussymbol. Der „Blümchenkaffee" (d. h. der Kaffee durch den man die Blümchendekoration am Boden der Porzellantasse sehen konnte) war geboren und der schlechte Ruf des deutschen Kaffees im restlichen Europa ebenso.

1689 eröffnete der aus Florenz gebürtige Francois Procope ein Kaffeehaus in Paris, das den Kaffeehäusern im arabischen Raum nachempfunden war und in den folgenden Jahrzehnten zum Mittelpunkt des gesellschaftlichen Lebens in Paris wurde. Es wurde nicht nur von späteren Revolutionären und Intellektuellen, sondern auch von Napoleon Bonaparte häufig frequentiert. 30 Jahre später sollen es bereits 380 in ganz Paris gewesen sein.

Noch schwerer tat sich Schweden mit Kaffee. Bis zur Wende zum 18. Jahrhundert spielten koffeinhaltige Getränke kaum eine Rolle. Bereits kurz nach der Einführung 1746 wurde Kaffee (und Tee) schon wieder verboten und die Prohibition eingeführt, was aber, genauso wenig wie die amerikanische Alkoholprohibition von Erfolg gekrönt war. Es erhöhte lediglich den Kaffeeschmuggel. Daher versuchte König Gustav III zu beweisen, dass Kaffee giftig sei – er befahl einem Gefangenen täglich Tee zu konsumieren und als „Kontrollperson" einem zweiten täglich Kaffee trinken zu lassen, in der „Hoffnung" dass beide bald sterben würden. Die beiden überwachenden, abstinenten Mediziner starben allerdings nach wenigen Jahren, König Gustav wurde ermordet, die zwei Gefangenen hatten jedoch ein langes Leben – letztlich starb der Teetrinker als erster – im Alter von 83 Jahren. Erst 1820 gab die schwedische Administration auf und koffeinhaltige Getränke wurden erlaubt. Heute gehört Schweden zu jenen Ländern mit dem höchsten Pro-Kopf-Konsum an Kaffee in Europa. – Interessanterweise wird diese Liste von europäischen Ländern angeführt – mit teilweise deutlich höherem Verbrauch als in Ländern des arabischen Raums, kaffeeproduzierenden Ländern oder den USA.

Falscher Mokka

Das erste Koffeinexperiment

Der Kaffeekonsum überwand nicht nur die Grenzen europäischer Länder in atemberaubender Geschwindigkeit, sondern auch den Atlantik. Zwar dürfte die „Mayflower" 1620 noch keinen Kaffee an Bord gehabt haben, aber niederländische Siedler sollten diesen recht bald importieren. Der erste Nachweis für Kaffeekonsum im durch die Briten neu benannten „Neu Amsterdam" findet sich für das Jahr 1668 in New York. In diesen Jahren dürfte Kaffee bereits Bier als bevorzugtes Frühstücksgetränk verdrängt haben. Hohe Kaffeepreise im Rest der zukünftigen Vereinigten Staaten verhinderten jedoch dann eine weitere Verbreitung. Nach den damals üblichen Preisen dürfte eine Tasse Kaffee so viel wie ein Abendessen in einem gewöhnlichen Gasthaus gekostet haben.

Koffein und die Gründung der USA

Im Jahr 1689 wurde in Boston dann das erste amerikanische Kaffeehaus eröffnet, das übrigens gleichzeitig auch Bücher verkaufte. 1669 folgte endlich New York – die Wiege des nordamerikanischen Koffeinkonsums. In allen anderen Kolonien wurden in Folge in kurzen Abständen weitere Etablissements eröffnet, wobei die frühen amerikanischen Kaffeehäuser in ihren „assembly rooms" auch Gerichtsverhandlungen und Stadtratssitzungen beherbergten und es war ein Kaffeehaus, das „Green Dragon" in Boston, in dem die Grundlage für den Protest gegen die Besteuerung einer anderen Koffeinquelle gelegt wurde – die Boston Tea Party. Koffein hatte also keinen unwesentlichen Anteil daran, dass die Vereinigten Staaten von Amerika, so wie wir sie heute kennen, gegründet wurden. Koffein war somit wohl die einzige Droge, die zu einer Staatsgründung führte. Der Kampf gegen die Teebesteuerung dürfte auch dazu beigetragen haben, dass in Amerika die Teeblätter durch Kaffeebohnen als bevorzugter Koffeinlieferant ersetzt wurden. Dies sollte sich jedoch mit der Erfindung von Colagetränken nochmals radikal ändern.

Lediglich Japan erwies sich als „late adopter". Obwohl niederländische Kaufleute ab 1724 Kaffee für den Eigengebrauch nach Japan importierten, wurden erst 1888 zwei „Kaffee-Teehäuser" eröffnet, die damit warben, dass sie nicht nur ein Teehaus, sondern eben auch ein Kaffeehaus seien. Erst ab den 1930er Jahren etablierten sich „reine Kaffeehäuser", die überwiegend Kaffee verkauften. Diese wurden während des Zweiten Weltkrieges wieder geschlossen. Erst in den 1970er und 80er Jahren fand sich wieder ein Publikum für diese Art von Kaffeehäusern. Mittlerweile nimmt man an, dass es allein in Tokio bis zu 1600 sogenannte „kohis" gibt, die die alten Teehäuser in Form von Kaffeehäusern neu interpretieren – es gibt nicht nur das übliche Studentencafé, manche sind gleichsam kleine Konzerthallen, wo man mittels High-end-Musikanlagen von Oper bis Rock alles hören kann, manche gleichzeitig Verkaufsstätten von Mangas und Büchern, manche brillieren „nur" durch ihre opulente Ausstattung.

Kaffee ist somit ein nicht nur in der westlichen Welt unverzichtbarer Bestandteil der Alltagskultur geworden und wird in allen Gesellschaftsschichten und Berufsgruppen konsumiert. Was übrigens die Berufsgruppen betrifft: das „schwarze Gewerbe" hat die Schwärze der Druckerfarbe mittlerweile durch die Schwärze des Kaffees ersetzt. Journalisten konsumieren den meisten Kaffee aller Berufe – zumindest wenn man einer britischen Umfrage trauen kann.

2.3.2 Kolanuss

In den Medien wurden in den letzten Jahren, vor allem im Hinblick auf Jugendliche, neuere, vor allem seit den 1990er Jahren erhältliche koffeinhaltige Getränke dämonisiert – die sogenannten Energydrinks. Dabei wird gerne vergessen, dass der allererste Energydrink bereits über 125 Jahre alt ist: Coca-Cola. 1886 von dem amerikanischen Apotheker John Stith Pemberton erfunden und von dem Apothekengroßhändler Asa Griggs Candler zur Weltmarke geführt. Ursprünglich wurde das Getränk von Pemberton als Medikament gegen Müdigkeit, Depressionen und Neurasthenie vermarktet und selbst als es schon als Softdrink etabliert war, wurde es als Aufputschmittel vermarktet. Eine Zeitungsanzeige aus dem Jahr 1909 fragt die Zeitungsleser: „Müde? Komm herein und trink ein Glas Coca-Cola. Es hilft gegen Deine Erschöpfung!" Ein knapper Viertelliter enthielt damals ungefähr 80 mg Koffein – ungefähr genauso viel wie heute der durchschnittliche Energydrink. Anfänglich wurde dieses Getränk mit noch mehr Misstrauen verfolgt als heutige Energydrinks. Die „Pure Food Commission" des damaligen Landwirtschaftsministeriums unternahm mehrere Versuche aufgrund des als gefährlich eingeschätzten Koffeingehaltes den landesweiten Verkauf zu verbieten, musste sich aber nach mehreren Verfahren geschlagen geben. Während heute vor allem Koffein aus chemischer Produktion beigesetzt wird, wurde anfänglich Koffein tatsächlich aus Extrakten der Kolanuss gewonnen. Der zweite Namensbestandteil beruhte auf der Verwendung von Blätterextrakten des Coca-Strauches. Diese Ingredienz wurde allerdings bald nicht mehr verwendet. Allerdings finden sich die Extrakte der Kolanuss seit einiger Zeit in modernen „Bio-Kolas" wieder, die in den letzten Jahren zunehmende Popularität erfahren.

Eine Nuss als Grundlage aller Energydrinks

Kolanüsse sind die Samen immergrüner westafrikanischer Bäume (Cola acuminata und Cola nitida) und enthalten bis zu 3,5% Koffein – also deutlich mehr als die Kaffeebohne. Sie gehören zur selben Pflanzenfamilie wie Kakao. Die Nüsse werden in der Sonne getrocknet und in Afrika von Arbeitern und Angestellten, ähnlich wie bei uns Kaffee, während der Arbeit konsumiert, um mit Müdigkeit und Belastungen umzugehen. In Somalia und im Sudan wurde ein Aufguss dieser Nüsse als „sudanesischer Kaffee" oder „arabischer Tee" von Nomadenvölkern konsumiert. Durch den Sklavenhandel gelangte die Pflanze im 17. Jahrhundert nach Jamaica und Brasilien, wird aber heute dort nur in einem geringen Ausmaß angebaut. Die ersten Erwähnungen finden sich im 12. Jahrhundert durch einen spanischen Arzt, der unter dem Namen Al Ghafeky bekannt wurde und im 13. Jahrhundert durch den arabischen Botaniker und Pharmakologen Ibn Al-Baithar. Der deutsche Arzt und Pharmakologe Louis Lewin beschreibt noch 1920, welche Bedeutung Kolanüsse vor allem als Gastgeschenk in Afrika hatten. Teilweise fand sie auch als Geldersatz Verwendung: z. B. für den Kauf von Sklaven.

Die Kolanuss wird übrigens, ebenso wie alle anderen koffeinhaltigen oder die meisten psychotropen Pflanzen, als Gottesgeschenk betrachtet. Allerdings musste in den afrikanischen Legenden dafür einmal – in Abwandlung der Adam- und Eva-Geschichte – ein christlicher Gott herhalten: Gott hatte bei einem seiner Erdenbesuche ein Stück einer Kolanuss vergessen, als er wieder in den Himmel zurückkehrte. Ein Mann sah dies und wollte diese göttliche Nuss probieren, obwohl ihn seine Frau davon abzuhalten versuchte. Als Gott bemerkte, dass er die Nuss vergessen hatte und auf die Erde zurückkehrte, fand er den noch immer daran kauenden Mann vor. Als er sah, dass der Mann die Nuss zu schlucken versuchte, griff er ihm an die Kehle, um ihn daran zu hindern und zu zwingen, die Nuss wieder auszuspucken. Seither kann man die Stelle am menschlichen Hals sehen, an der Gott seine Fingerabdrücke hinterließ: den Adamsapfel.

2.4   Und letztendlich doch: Koffein aus Europa

2.4.1   Linde

Koffein im Schlaftee

Wie schon berichtet haben Pflanzen Koffein nicht nur zur Abwehr von Fressfeinden „erfunden", sondern auch um Bienen von sich „abhängig" zu machen. Auch in Europa existiert zumindest eine Pflanze, die dies offensichtlich so handhabt. Allerdings wurde sie von Menschen nie für diesen Zweck verwendet. Überraschenderweise

ist es eine Pflanze, deren Blüten als Tee zubereitet als Einschlaf-
hilfe angeboten werden: Lindenblüten. Nachdem Jute, obwohl völlig
anders aussehend als unsere Lindenbäume (Tilia spp.), ebenfalls
zur Gattung der Lindengewächse gehört, überrascht es wohl nicht
mehr sehr, dass sich in Lindenextrakten ebenfalls Koffein nachweisen lässt. Es sind jedoch sehr geringe Mengen: Die maximale
Menge, die in einer Tasse Lindenblütentee gefunden wurde, betrug
226 µg. Im Durchschnitt ist das ein Bruchteil des Koffeins, das sich
z. B. in entkoffeiniertem Kaffee befindet. Das ist mit hoher Wahrscheinlichkeit eine Koffeinmenge, die bei Erwachsenen keine mess-
bare physiologische Wirkung hat. Da aber Kinder Koffein nur sehr
schlecht abbauen (die Halbwertszeit liegt bei Kleinkindern bei bis
zu 4 Tagen!) kann es bei häufiger Gabe von Lindenblütentee doch
zu einer Akkumulierung des Koffeins im kindlichen Organismus
kommen, so dass diese Praxis vielleicht überdacht werden sollte.

2.4.2 Koffein aus dem Labor

Ein Großteil des Koffeins, das wir heute z. B. in Form von Cola- und
Energydrinks zu uns nehmen, stammt aber nur mehr bedingt aus
natürlichen Quellen. Mit dem Aufstieg von Coca-Cola als Erfrischungsgetränk stieg auch der Bedarf an Koffein. Im Jahr 1905
begann eine Firma, die heute eher für ihre Saatgutproduktion bzw.
für ihren Umgang mit dem von ihr produzierten Saatgut bekannt
ist, für die Coca-Cola Company neben Vanillin und Saccharin auch
Koffein zu produzieren.

Die Entdeckung des Koffeins beginnt aber bereits im Jahre 1819.
In diesem Jahr traf der 25-jährige Student der Chemie Friedlieb
Ferdinand Runge den damals größten lebenden Dichter deutscher
Zunge: Johann Wolfgang Goethe. Dieser hatte sich damals aber
bereits vermehrt wissenschaftlichen Forschungen hingegeben und
wurde auf Runge durch dessen Professor Wolfgang Döbereiner aufmerksam, der die theoretischen Grundlagen des Periodensystems
chemischer Elemente entwickelte. Döbereiner hatte Goethe von den
Versuchen Runges erzählt, der mit Belladonna-Extrakt bei seiner
Katze eine Dilatation der Pupillen hervorrufen konnte, worauf
Goethe ihn unbedingt kennenlernen wollte. Während diese Begeg-
nung auf Goethe wohl keinen allzu nachhaltigen Eindruck hinterließ (jedenfalls finden sich in Goethes Tagebüchern nur einige Rand-
bemerkungen dazu), berichtete Runge noch Jahre später fasziniert
davon. Goethe hatte ihm zum Abschied des Besuches, nachdem
ihm die Belladonna-Wirkung demonstriert wurde, Kaffeebohnen
in die Hand gedrückt mit der Aufforderung, deren Inhaltsstoffe zu

Goethe verhilft zur Entdeckung
des Koffeins

analysieren. Runge betrachtete dies wohl als Arbeitsauftrag, denn binnen weniger Monate extrahierte er aus Kaffeebohnen jene Substanz, deren Namen er ihnen gab: Koffein. Noch im selben Jahr entdeckte von Giese ebenfalls Koffein, das er „Kaffeestoff" nannte, aber später selbst bestätigte, dass es sich um das Koffein Runges handelte. Unabhängig von Runge und von Giese konnten 1821 die französischen Apotheker Piere Joseph Pelletier, Joseph Bienaimé Caventou und Pierre Robiquet ebenfalls Koffein isolieren. 1826 isolierte dann K.F.P. von Martius aus Guarana-Paste sogenanntes „Guarin", das er dann 1840 doch zum Koffein erklären musste. 1827 entdeckte schließlich der Franzose Jean Baptiste Oudry in Teeblättern das Thein, das aber bereits 1838 vom Stuttgarter Chemiker Carl Jobst ebenfalls als Koffein identifiziert wurde. Ein Umstand, der jedoch in mehr als 170 Jahren noch immer nicht umfassend zur Kenntnis genommen wurde.

Koffein: ein chemischer Verwandter der Harnsäure

Koffein wurde also nicht einmal, sondern zumindest fünfmal entdeckt! Der deutsche Chemiker Justus von Liebig konnte letztendlich bereits 1832 mit Hilfe von Verbrennungsversuchen gemeinsam mit Christoph Pfaff die Summenformel des Koffeins bestimmen: $C_8H_{10}N_4O_2$. Koffein ist zwar jene Bezeichnung, die sich – zurückgehend auf die Umstände der Entdeckung – umgangssprachlich durchgesetzt hat, die offizielle, korrekte Bezeichnung ist jedoch: 1,3,7-Trimethyl-2,6(1H,3H)-purindion oder „kurz" 1,3,7-Trimethylxanthin. Es ist somit ein (natürlich vorkommendes) Purin und gehört in die gleiche chemische Gruppe wie z. B. Harnsäure, was erstmals von Ludwig Medicus 1875 erkannt wurde.

Koffein stellt sich unter Raumtemperatur als weißes, geruchloses Kristall mit bitterem Geschmack dar. Ab 178 Grad Celsius geht es in einen gasförmigen Zustand über, das Ausmaß der Wasserlöslichkeit der Substanz hängt von der Temperatur ab. Reines Koffein ist hoch toxisch. In koffeinproduzierenden chemischen Fabriken wird mit Entlüftungssystemen, Gesichtsmasken und Schutzhandschuhen gearbeitet. Ein Warnhinweis auf einem Fläschchen medizinisch reinen Koffeins könnte sich unter anderem wie folgt lesen:

„Schlucken oder Inhalieren kann Ihre Gesundheit schädigen. In Tierversuchen konnten mutagene Schädigungen des Fötus festgestellt werden. Bei empfindlichen Personen können bereits niedrige Dosierungen zu Übererregbarkeit, Muskelzittern, Arhythmien, Schwindel, Bluthochdruck und Atemnot führen. Kann Kopfschmerzen, Magenschmerzen, Schlaflosigkeit Übelkeit, Erbrechen und Krampfanfällen sowie Angststörungen verursachen. Bei Augenkontakt können Rötungen und Konjunktivitis auftreten. Bei hohen Dosierungen wird über Todesfälle berichtet."

Nichtsdestotrotz war der Beginn der kommerziellen Produktion von Koffein im Jahre 1905 nur der Beginn einer erfolgreichen Geschichte. Bereits 1918 wurde aufgrund des großen Bedarfs in Formosa (dem heutigen Taiwan) ein weiterer großer Chemiekomplex eröffnet, der sich der Koffeinproduktion widmete. Anfänglich wurde künstliches Koffein aus Teeabfällen oder zu einem geringeren Teil aus Kakaobohnen extrahiert, ein immer größerer Anteil fiel auch bei der Produktion entkoffeinierten Kaffees an. Die Entkoffeinierung von Kaffee ist übrigens ebenfalls eine deutsche Erfindung: Ludwig Roselius, der Gründer der Kaffee Handels AG (Kaffee HAG), ließ es sich 1906 patentieren, angeblich nachdem die Ärzte seines verstorbenen Vaters dessen Tod auf den hohen Kaffeekonsum zurückführten. Das Verfahren ist in Grundzügen bis heute gleich geblieben. Noch grüne, ungeröstete Kaffeebohnen werden mit Wasser aufgequollen und mit einem Lösungsmittel wird in mehreren Durchgängen so viel Koffein entzogen, bis man letztendlich auf einen Restgehalt von 0,1% kommt – der in der EU vorgeschriebene Grenzwert für entkoffeinierten Kaffee.

Roselius benutzte als Lösungsmittel noch Benzol, das als krebserregend gilt, daher wird dies nur mehr selten verwendet. Es wurde – neben mittlerweile anderen zugelassenen Verfahren – durch „superkritisches" Kohlendioxid ersetzt. Dies bedeutet, dass Kohlendioxid so stark erhitzt und unter so hohen Druck gesetzt wird, dass es fast einer Flüssigkeit gleicht. In diesem Zustand kann es das Koffein entfernen, aber gleichzeitig den Geschmack des Kaffees beibehalten. Das Koffein scheidet sich dann in einem Wassertank vom abgekühlten Kohlendioxid ab und kann anschließend daraus konzentriert werden.

In Folge des Zweiten Weltkriegs konnten jedoch die Produktionskapazitäten der großen Chemieunternehmen die Nachfrage und den Bedarf nach diesem „natürlichen" Koffein aus Pflanzenbestandteilen nicht mehr befriedigen. In den USA, weil man der Ansicht war, dass eine Versorgungsunterbrechung mit „soft drinks" – die im Regelfall Koffein enthielten und als integraler Bestandteil der amerikanischen Kultur galten – die Kriegsmoral untergraben könnten beziehungsweise weil es das Bestreben von Coca-Cola war, dass jeder US-Soldat, gleichgültig wo immer er sich auch befand, für 5 Cent sein Coca-Cola erwerben können sollte. In den USA begann 1945 die Synthetisierung (der rein chemischen Zusammenstellung) von Koffein. Es stellte sich heraus, dass auch hier Deutschland bereits „die Nase vorn" hatte – allerdings aus anderen Gründen: koffeinhaltige Pflanzen konnten aufgrund des Krieges nicht mehr importiert werden, der Bedarf war aber selbstverständlich weiterhin gegeben.

Der 2. Weltkrieg als Vater des künstlichen Koffeins

Bereits 1942 eröffnete Boehringer Ingelheim eine Fabrik zur Synthetisierung von Koffein. Bereits 1895 hatte der Chemiker Emil Fischer mittels Harnsäure versucht Koffein herzustellen – dafür und für andere Entdeckungen erhielt er 1902 einen der ersten Nobel-Preise. 1900 veröffentlichte dann Wilhelm Traube eine industriell einsetzbare Methode zur Koffeinsynthetisierung, die nach ihm benannte Traube-Synthese. Die verschiedenen Methoden der Synthetisierung unterscheiden sich nur in geringem Ausmaß und bedienen sich im Wesentlichen dieser Methode. Vereinfacht gesagt wird meist Dimethylharnstoff (erinnern wir uns: Koffein und Harnstoff gehören zur selben Gruppe: den Purinen) mit Cyanessigsäure zusammengefügt, womit man Uracil erhält: Neben Adenin, Cytosin und Guanin eine der vier wichtigsten Kernbestandteile in unserer DNA. Daraus wird – über mehrere chemische Reaktionen – wieder Theophyllin gewonnen, das in Kakao und Tee natürlich vorkommt. Durch Reaktion mit Chlormethan kann dann Koffein gewonnen werden. Der Großteil des weltweit konsumierten synthetischen Koffeins kommt mittlerweile aus China – womit sich der Kreis der Koffeinversorgung aus dem asiatischen Raum wieder schließt.

Durch Unreinheiten fluoresziert synthetisches Koffein gelegentlich blaustichig – mehr oder weniger stark. Da leuchtende Teegetränke nicht unbedingt verkaufsfördernd wirken können, wird synthetisiertes Koffein mit noch mehr chemischen Substanzen, wie etwa Essigsäure, Chloroform, Natriumnitrit oder Natriumcarbonat, weiterbehandelt, um diesen unerwünschten Nebeneffekt zu beseitigen.

„Natürliches" Koffein ist nicht immer natürlich

Obwohl es für den Körper völlig nebensächlich ist, ob er reines Koffein in Form von aus Kaffeebohnen gewonnenem Koffein oder aus Harnstoff und Essigsäure gewonnenem Koffein zu sich nimmt, klingt ein Produkt, das aus etwas ähnlichem wie „Harn" gewonnen wird, nicht sehr verkaufsfördernd. Dieser Umstand und andererseits die verkaufsfördernde Möglichkeit etwas als „natürlich" zu bezeichnen hat dazu geführt, dass bei bestimmten Produkten in den Inhaltsangaben oft von „natürlichem" Koffein die Rede ist – inwieweit sich der Verbraucher dadurch täuschen lässt, bleibt dahingestellt. Da allerdings synthetisches Koffein deutlich günstiger zu erwerben ist als „natürliches" Koffein, werden diese Versprechen nicht immer gehalten. Mittels Kohlenstoffdatierung, jenem Verfahren, das die meisten von uns wohl aus der Altersbestimmung archäologischer Artefakte kennen, kann erkannt werden, ob es sich um Koffein aus einer natürlichen Quelle handelt. Durch die Verwendung bestimmter chemischer Substanzen finden sich in synthetisiertem Koffein ältere Kohlenstoffisotopen. 2011 konnte eine Gruppe deutscher Forscher zeigen, dass von ihren 38 untersuchten Produkten, deren Erzeuger behaupteten „natürliches Koffein" zu verwenden, vier synthetisches Koffein enthielten. Darunter zwei teehaltige Getränke, ein Mate-Getränk und erstaunlicherweise auch ein Instantkaffee.

„Künstliches" Koffein wird aber nicht nur über Nahrungsmittel aufgenommen. Mit der Möglichkeit Koffein zu synthetisieren eröffnete sich ein neuer Marktzugang: Koffein in Pillenform. Da Koffein als Nahrungsbestandteil und daher als verhältnismäßig ungefährliche Substanz betrachtet wird, sind diese im Regelfall nicht rezeptpflichtig und die Produktion muss auch, z. B. in den sonst sehr strengen USA, nicht von den zuständigen Behörden überprüft werden. In den USA ist der Verkauf von Koffeinpillen, deren Marketing sich vor allem an Studenten, Lastwagenfahrer und Bodybuilder richtet, ein 60-Millionen-Dollar-Markt. Vergleichbare Zahlen für den europäischen Markt liegen nicht vor, da diese Pillen nicht so wie in den Vereinigten Staaten kaum in Drogerien erhältlich sind, läuft der Verkauf überwiegend über das Internet – was eine Einschätzung schwierig macht. Obwohl z. B. eine Reihe von Studien vorliegt, dass die Zufuhr von Koffein bei Überlandfahrten mit weniger Unfällen verbunden ist, oder auch durchaus gewisse leistungssteigernde Effekte vorliegen, sollten die Nebenwirkungen einer eher unkontrollierten Einnahme nicht übersehen werden, da meist ja noch zusätzlich andere koffeinhaltige Nahrungsmittel konsumiert werden. Immerhin müssen in den USA auf Tabletten, die mehr als 100 mg Koffein enthalten, folgende Warnhinweise aufgedruckt sein: „Die empfohlene Dosis dieses Produkts enthält ungefähr so viel Koffein wie eine Tasse Kaffee. Beschränken Sie Ihren Konsum koffeinhaltiger Medikamente, Nahrungsmittel oder Getränke während Sie dieses Produkt einnehmen, da zu viel Koffein zu Nervosität, Reizbarkeit, Schlaflosigkeit und gelegentlich zu einem beschleunigten Puls führen kann."

Literatur

Bontekoe C (1678) Tractaat van het excellenste Kruyd Thee (Traktat vom Tee dem exzellenten Kraut). Pieter Hagen, Den Haag

Braun St (1998) Der alltägliche Kick. Von Alkohol und Koffein. Birkhäuser, Basel

Carpenter M (2014) Caffeinated. How our daily habit helps, hurts, and hooks us. Hudson Street Press, New York

Chin, JM, Merves, ML, Goldberger A, Sampson-Cone, Cone EJ (2008) Caffeine content of brewed teas. J Analytic Toxicology 32(8):702–704

Denoeud F, Carreter-Paule L, Dereeper A, Droc G, Guyot R, Pietrella M et al. (2014) The coffee genome provides insight into the convergent evolution of caffeine biosynthesis. SCIENCE 345(6201):1181–1184

Deutscher Kaffeeverband. http://www.kaffeeverband.de/der-verband (Zugriff: 21.06.2015)

Deutsches Grünes Kreuz (e.V.). http://dgk.de/das-dgk.html (Zugriff: 21.06.2015)

Eichler O (1938) Kaffee und Koffein. Springer, Berlin

Hahnemann SC (1803) Der Kaffee in seinen Wirkungen. Steinacker, Leipzig

Hammerstone JF, Romanczyk JR, Aitken WM (1994) Purine alcaloid distribution within Herrania and Theobroma. Phytochemistry 35(5):1237–1240

Harbowy ME, Balentine DA, Davies AP, Cai Y (1997) Tea chemistry. Critical reviews in plant sciences 16:415–480

Haskell CF, Kennedy DO, Milne AL, Wesnes KA, Scholey AB (2008) The effects of L-Theanine, caffeine and their combination on cognition and mood. Biological Psychology 77(2):113–122

Heise U (2005) Kaffee und Kaffeehäuser. Komet, Köln

Lu H, Zhang J, Yang Y, Yang X, Xu B, Yang W et al. (2016) Earliest tea as evidence for one branch of the Silk Road across the Tibetan Plateau. Sci. Rep. 6, 18955; DOI: 10.1038/srep18955 http://www.nature.com/articles/srep18955#ref2 (Zugriff: 31.01.2016)

Maritsch F, Uhl A (1989) Kaffee und Tee. In: Scheerer S, Vogt I (Hrsg), Drogen und Drogenpolitik. Campus, Frankfurt

Mathon C, Edder P, Christen Ph, Bieri St (2014) Unexpected occurence of caffeine in sleep-inducing herbal teas. Chimia 68:705–709

Nieber K (2013) Schwarz und stark – wie Kaffee die Gesundheit fördert. Hirzel, Stuttgart

Okakura K (2011, Erstauflage 1906) Das Buch vom Tee. Anaconda, Köln

Pauli S, James R (1746) A treatise on tobacco, tea, coffee, and chocolate: in which the advantages and disadvantages attending the use of these commodities, are not only impartially considered. Thomson Gale, Farmington Hill

Tabassum T (2014) Extraction, identification and estimation of caffeine and catechine from Corchorus capsularis leaves extract. Unpubl. Diss., Dhaka http://dspace.ewubd.edu/bitstream/handle/123456789/683/Tasnim_Tabassum.pdf?sequence=1 (Zugriff: 30.10.2015)

Thomson JD, Draguleasa MA, Tan MG (2015) Flowers with caffeinated nectar receive more pollination. Arthropod-Plant Interactions 9(1):1–7

Weinberg BA, Bealer BK (2001) The world of caffeine: The science and culture of the world's most popular drug. Routledge, New York

Wright GA, Baker DD, Palmer MJ, Stabler D, Mustard JA, Power EF, Borland AM, Stevenson PC (2013) Caffeine in floral nectar enhances a pollinator's memory of reward. Science 339(6124):1202–1204

Zhang L, Kujawanski DM, Federherr E, Schmidt TC, Jochmann MA (2012) Caffeine in your drink: Natural or synthetic? Analytical Chemistry 84(6):2805–2810

Zographos VA (1998) Purinalkaloide in der Gattung Ilex – eine taxonomische Hilfe? Unveröff. Diplomarbeit, Universität Zürich

Die physiologische Wirkung von Koffein

© Springer-Verlag Berlin Heidelberg 2016
W. Beiglböck *Koffein*,
DOI 10.1007/978-3-662-49564-3_3

1,3,7-Trimethyl-2,6(1 H,3 H)-purindion – klingt ein wenig kompliziert, beschreibt aber nur die chemische Struktur jener Substanz, die uns wach macht: Koffein. Erfahren Sie, warum ein wenig Chemie notwendig ist, um zu verstehen, wie Koffein in unserem Körper wirkt und warum Koffein eine große Anzahl physiologischer Prozesse in unserem Körper beeinflusst bzw. warum uns das manchmal gut tut und manchmal schaden kann.

3.1   Koffein als chemische Substanz

Kohlenstoff, Wasserstoff, Stickstoff und Sauerstoff

Um die Wirkung von Koffein auf unseren Organismus verstehen zu können, sollte man zuerst einmal seine chemische Struktur näher betrachten: Koffein ist ein Trivialname nach der Pflanze, aus der es erstmals chemisch rein gewonnen werden konnte – aus Kaffee. Chemisch gesehen setzt sich Koffein aus vier der am häufigsten anzutreffenden Elemente zusammen: aus Kohlenstoff, Wasserstoff, Stickstoff und Sauerstoff. Bei Raumtemperatur ist Koffein ein weißes, geruchloses, kristallines Pulver mit einem bitteren Geschmack. Der Schmelzpunkt liegt zwischen 234 und 238 Grad Celsius, es kann aber bei geeigneter Behandlung bereits ab 178 Grad direkt vom festen in den gasförmigen Zustand übergehen.

Die chemische Summenformel für Koffein ist $C_8H_{10}N_4O_2$ – es besteht also aus 8 Kohlenstoff-, 10 Wasserstoff-, 4 Stickstoff- und 2 Sauerstoffatomen. Die Anzahl der Atome sagt allerdings kaum etwas über die konkrete räumliche Anordnung aus, welche aber die direkte physiologische Wirkung bestimmt. Der chemische Name einer Substanz beschreibt, wie die einzelnen Atome konkret angeordnet sind. Koffein hat mehrere chemische Namen. Der übliche ist jedoch: 1,3,7-Trimethyl-2,6(1 H,3 H)-purindion oder „kurz" 1,3,7-Trimethylxanthin. Klingt ein wenig kompliziert, besagt aber nur, dass Koffein ein sogenanntes Purinalkaloid ist, sowie Theophyllin, Theobromin und Paraxenthin – alles chemische Variationen von Koffein, die während des Abbaus von Koffein im menschlichen Körper entstehen oder sich wie z. B. Theobromin in Kakao oder Tee wiederfinden. Purine wiederum sind Moleküle, die ausschließlich aus Wasser- und Stickstoff bestehen und zwar aus zwei Ringen davon, die in reiner Form in der Natur so nicht vorkommen. Beim Purinalkaloid Xanthin (Alkaloid bedeutet ursprünglich „aus Pflanzen isolierte Stoffe", diese wurden später aber auch bei anderen Organismen gefunden) kommen dann zu diesen beiden Ringen noch 2 Sauerstoffatome dazu. Beim Koffein ist an der ersten, dritten und siebenten Position noch eine sogenannte Methylgruppe

dabei – das sind Gruppen von 1 Kohlenstoff- und 3 Wasserstoffato-
men: Fertig ist das 1,3,7-Trimethylxanthin oder jener Stoff, der uns
wach macht.

Wenn Sie mir bisher durch die kurze Einführung in die Chemie
der Purinalkaloide gefolgt sind, werden Sie sich spätestens an dieser
Stelle fragen, wofür das überhaupt notwendig war: Purine sind nicht
nur Grundbestandteil von Adenin und Guanin, zwei Basiskompo-
nenten unserer DNA, jener Molekularketten, die unsere genetische
Identität definieren, sondern das spezielle Purinalkaloid Koffein
ähnelt in seiner chemischen Struktur einer körpereigenen Substanz, die unseren Energiestoffwechsel bestimmt – dem Adenosin.

3.1.1 Adenosin und Koffein

Purine sind essentielle Bestandteile aller lebenden Zellen mit wich-   Adenosin
tigen Aufgaben im Energiestoffwechsel unserer Körperzellen. Ein
besonders wichtiges ist das sogenannte Adenosintriphosphat oder
kurz ATP. Alle lebenden Zellen benötigen zur Erfüllung ihrer jeweiligen Aufgaben Energie. ATP ist nicht nur ein universeller Energie-
träger, sondern reguliert auch mit der Energiebereitstellung zusam-
menhängende Prozesse. Beim Abbau von ATP (Dephosphorylie-
rung) entsteht nunmehr Adenosin. Daher steigt der Adenosinspiegel auch nach starker körperlicher Belastung an. Der Körper (d. h.
die Zellen) musste viel arbeiten, die Körperzellen haben daher viel
Energie in Form von ATP benötigt, bei dessen Abbau dann eben
Adenosin entsteht.

Die nachfolgenden Nervenbahnen weisen mehrere Arten von   Koffein hemmt dämpfende
Rezeptoren für dieses Adenosin auf. Sobald Adenosin an diese   Botenstoffe
Rezeptoren andockt, wird die Ausschüttung der Nervenbotenstoffe
Noradrenalin, Dopamin und Acetylcholin gehemmt, d. h. es infor-
miert die nachfolgenden Zellen, dass es an der Zeit wäre, weniger
zu arbeiten. So entsteht eine Art negative Rückkopplung: je mehr
die Zellen arbeiten, desto höher ist der interzelluläre Adenosinspiegel, desto mehr Rezeptoren werden besetzt, desto mehr werden die
nachfolgenden Aktivitäten der Nervenzellen gehemmt und die Nervenzellen arbeiten langsamer. Dies führt in weiterer Folge dazu, dass
die Blutgefäße erweitert werden und daher der Blutdruck sinkt sowie
die Herzfrequenz verlangsamt wird. Adenosin koordiniert ebenfalls die Kontraktionen von Herzkammer und Vorhof. Daher wird
es auch als Medikament bei Herzrhythmusstörungen eingesetzt –
aufgrund des schnellen Abbaus im Blut als Infusion. Durch die hemmende Wirkung wirkt Adenosin auch schlaffördernd. Außerdem

Adenosinrezeptor

wirkt es bei der Steuerung motorischer Vorgänge im Gehirn mit – Effekte, die uns bei den gesundheitlichen Auswirkungen des Koffeins noch beschäftigen werden. Die wesentliche biologische Rolle des Adenosins scheint jedoch insgesamt darin zu liegen, bei starker Belastung stressbedingte Folgeschäden des Körpers zu verhindern und bestimmte Bereiche zu „beruhigen".

Was hat das nun aber mit Koffein zu tun? Betrachtet man die chemische Summenformel von Adenosin $C_{10}H_{13}N_5O_4$ und vergleicht sie mit der von Koffein $C_8H_{10}N_4O_2$ fällt einem sofort die Ähnlichkeit auf. Die Adenosinrezeptoren – die „Schlösser" für den „Schlüssel" Adenosin – werden vom Koffein zwar besetzt, Koffein aktiviert die Rezeptoren jedoch nicht, weswegen sie nicht gehemmt werden und trotz steigendem Adenosinspiegel weiter unbeeindruckt arbeiten. Der Schlüssel steckt also im Schloss, aber das Schloss wird nicht versperrt. Koffein ist also ein sogenannter „kompetitiver Antagonist" des Adenosins. Auch die Abbauprodukte von Koffein, Theophyllin und Theobromin, erzielen einen ähnlichen Effekt. Deswegen wirkt Koffein quasi als „Aufputschmittel" – nicht weil es selbst die Nerven stimuliert, sondern weil es eben kompetitiv jene Substanz, die die Nervenzellen dämpfen soll, von ihrem vorgesehenen Wirkungsort verdrängt.

Während man früher davon ausging, dass vor allem der sogenannte A2A-Rezeptor betroffen ist, weiß man mittlerweile, dass dessen Blockierung zwar für die psychische Aktivierung, die wir bei Koffeinkonsum erleben, zuständig ist, jedoch alle verschiedenen Arten von Adenosinrezeptoren angesprochen werden. Manche Rezeptoren akzeptieren zwar Koffein, aber bei chronischem Konsum wird eine gewisse Toleranz gegenüber Koffein entwickelt und die Blockierung wirkt nicht mehr so ausgeprägt. Durch die Tatsache, dass wahrscheinlich alle Adenosinrezeptoren in unserem Körper blockiert werden, erklärt sich auch ein Großteil der verschiedenartigsten physiologischen Wirkungen, die Koffein hat: Es macht uns wacher, wir können uns besser konzentrieren, wir spüren unser Herz mehr, er beeinflusst respiratorische Prozesse, wir werden motorisch aktiver und möglicherweise spielt dieser Effekt – allerdings nur bei sehr hohen Dosen von Koffein – auch eine Rolle bei der Abhängigkeitsentstehung. Koffein blockiert Adenosin auch in Teilbereichen des Belohnungszentrums, das – wie wir später sehen werden – bei der Entstehung von Suchterkrankungen eine große Rolle spielt. Im Tierversuch geschieht dies auch im Mandelkern (Amygdala) und im Frontalhirn. Das sind Bereiche, die für Gefühle, Wohlbefinden und Verhaltenssteuerung zuständig sind und ebenfalls zur Entstehung einer Abhängigkeit beitragen.

3.2   Koffein und Nervenbotenstoffe

Koffein beeinflusst, ebenso wie Adenosin, auch die Tätigkeit bestimmter Neurotransmitter, d. h. chemischer Botenstoffe, die der Kommunikation vor allem der Gehirnzellen und -nervenbahnen dienen. Gesichert scheint, dass die Gamma-Amino-Buttersäure (GABA) bzw. deren Rezeptoren betroffen sind. Koffein behindert über die Erhöhung des Dopaminspiegels (das auch eine Rolle bei der Entstehung psychiatrischer Erkrankungen spielt) die Ausschüttung von GABA, weswegen mehr Rezeptoren gebildet werden, um dies zu kompensieren. GABA ist typischerweise dafür zuständig, dass wir uns entspannen und schlafen können. Eine verminderte Ausschüttung bedeutet daher ebenfalls mehr Aktivierung und Wachheit, aber auch eine erhöhte motorische Aktivität. Da auch Benzodiazepine („Beruhigungsmittel") und Alkohol an dieser Stelle ansetzen, erklärt sich der Umstand, dass wir die dämpfende Wirkung von Alkohol und Beruhigungsmittel subjektiv deutlich weniger wahrnehmen, wenn wir uns gleichzeitig Koffein zuführen.

Koffein fördert auch die Ausschüttung von Acetylcholin, eines der wichtigsten Neurotransmitter während der Gehirnentwicklung beim Ungeborenen. Beim Erwachsenen ist er vor allem für Mechanismen zuständig, die Wachheit und Aufmerksamkeit steuern. Ebenso wird die Produktion von Serotonin gefördert, das kognitive Funktionen wie z. B. die Merkfähigkeit steuert; ist zu wenig davon vorhanden, können depressive Symptome entstehen, wie im Koffeinentzug (Medikamente, die den Serotoninspiegel im Gehirn erhöhen, sogenannte Serotoninwiederaufnahmehemmer, werden auch als Antidepressiva eingesetzt). Ist beim Fötus zu viel davon vorhanden, kann die Entwicklung somatosensorischer Großhirnfunktionen gestört werden, was vor allem im Hinblick auf Koffeinkonsum in der Schwangerschaft ein Thema sein sollte.

Gamma-Amino-Buttersäure

Acetylcholin

3.3   Koffein und Phosphodiesterase

Die bisher beschriebenen Auswirkungen treten bereits bei geringen Mengen Koffein auf. Bei höherer Koffeinzufuhr werden die verschiedenen Formen von Phosphodiesterasen gehemmt – Koffein ist ein nonselektiver kompetitiver Inhibitor von Phosphodiesterasen. Phosphodiesterasen sind Enzyme, die sich nahezu im gesamten Körper wiederfinden. Sie beschleunigen bestimmte chemische Reaktionen in unserem Körper, weswegen bei bestimmten

Erkrankungen auch sogenannte Phosphodiesterasehemmer verordnet werden. Diese sollen die Schlagkraft des Herzens erhöhen,
die Blutgefäße erweitern, sie führen zur Unterdrückung körpereigener entzündungsfördernder Substanzen und steuern die Sig-
nalübertragung in die Schwellkörper des Penis, weswegen diese
auch bei Erektionsstörungen verschrieben werden. Das bedeutet
einerseits, dass die Wirkungen des Koffeins noch zusätzlich verstärkt werden. Einige Studien konnten andererseits auch belegen,
dass Koffein eine teilweise entzündungshemmende Wirkung hat
und sich auch auf die erektilen Funktionen zumindest nicht nach-
teilig auswirkt.

Fett-„Verbrennung"   Substanzen, die Phosphodiesterase hemmen, hemmen auch
die Inaktivierung von sogenannten „second messenger"-Substan-
zen wie z. B. dem zyklischen Adenosinmonophosphat, dem cAMP.
Hier begegnet uns das Adenosin in anderer chemischer Form neuerlich! Second-Messenger-Substanzen leiten Signale von der Zell-
oberfläche in das Zellinnere und verstärken die Signale. Das bedeutet also auch hier, dass Signale weiterhin verstärkt werden, obwohl
sie eigentlich heruntergefahren werden sollten. cAMP spielt unter
anderem eine wichtige Rolle in der Fettverbrennung und -aufspal-
tung. Durch die vermehrte Fettverbrennung muss der Körper daher
weniger auf die Zuckerspeicher des Körpers zurückgreifen – was vor
allem bei Ausdauertätigkeiten von Vorteil sein kann, da die Glyko-
genreserven zur Energieversorgung des Körpers länger zur Verfügung stehen. Daher wird angenommen, dass Koffein die Fettverbrennung fördern kann und eventuell zum Abnehmen geeignet
sei. Allerdings erst in Dosierungen, die für Menschen nur schwer
verträglich sind.

3.4   Koffein und Calcium

Bei sehr hohen Konzentrationen beginnt Koffein und vor allem sein
Abbauprodukt Paraxanthin Calcium aus den intrazellulären Spei-
chern freizusetzen. Des Weiteren behindert es auch die Wiederaufnahme des Calciums in der Zelle. Calcium steuert Prozesse, die
unter anderem für die Kontraktion von Skelett- und Herzmuskeln,
der Blutgerinnung bis zur Genexpression zuständig sind. Dadurch
erhöht sich z. B. die Kontraktionskraft von Muskeln. Wird die Calciumkonzentration nicht wieder in den Ausgangszustand zurückgeführt, kann ein unkontrollierter Anstieg der Calciumkonzentration
zum Zelltod führen, was beispielsweise bei einer Koffeinüberdosie-
rung der Fall sein kann.

3.5   Koffein und die Natrium-Kalium-Pumpe

Koffein steigert die Aktivität der Natrium-Kalium-Pumpe. Diese „Pumpe" (eigentlich ein in die Zellwand integrierter Eiweißstoff, ein Protein) dient durch den Ausgleich von Natrium und Kalium-Ionen zwischen Zellinnerem und Zelläußerem, das für die Zellmembran wichtige elektrische Ruhepotential aufrechtzuerhalten. Dieser Mechanismus trägt dazu bei, dass der Skelettmuskulatur mehr Energie zur Verfügung steht, d. h. auch mehr Kraft. Aber auch hier gilt – dieser Effekt ist nur bei Koffeinmengen messbar, die deutlich über jene Menge hinausgeht, die üblicherweise konsumiert wird.

Energie für Skelettmuskulatur

Diese hier beschriebenen Mechanismen sind jedenfalls die Grundlage für die in weiterer Folge immer wieder diskutierten gesundheitlich vorteilhaften, aber auch gesundheitsschädigenden Eigenschaften von Koffein.

3.6   Wie und wie schnell wird Koffein abgebaut?

Da Koffein fettlöslich ist, kann es die Zellmembran sehr leicht durchdringen. Es wird von Magen und Darm im Regelfall innerhalb von 20 Minuten resorbiert und befindet sich innerhalb von 30–45 Minuten im Blutkreislauf, der es zu allen Organen weiterleitet. Wird Koffein in Form von soft-drinks oder Tee konsumiert verlangsamt sich die Aufnahme etwas. Dies bedeutet, dass sich innerhalb kurzer Zeit Koffein in nahezu jeder einzelnen Körperzelle wiederfindet. Damit kann Koffein – besser als viele andere Substanzen – jegliche Barrieren, die der Körper zu seinem Schutz aufgebaut hat, passieren. – Es findet sich nicht nur im Blut, sondern auch im Speichel und sogar in der Muttermilch und den Samenzellen. Koffein kann sogar problemlos die Blut-Hirn-Schranke durchqueren und in das Zentralnervensystem eindringen. Die Blut-Hirn-Schranke ist eine physiologische Barriere des Gehirns, die es vor großen Molekülen, das bedeutet chemischen Schadstoffen und Krankheitserregern, schützen soll, wodurch aber auch die Behandlung von Erkrankungen des Gehirns erschwert wird, da viele Medikamente große Moleküle sind und damit Schwierigkeiten haben, diese Schranke zu überwinden. Da Koffein diese Schranke jedoch problemlos passieren kann, erklärt sich daraus auch seine rasche psychoaktive Wirkung.

Die maximale Konzentration im Körper ist ungefähr nach einer bis eineinhalb Stunden erreicht. Dieser Maximalwert hängt aber nicht nur von der Menge des aufgenommenen Koffeins, sondern auch vom Körpergewicht ab. Ein Mann mit 100 kg Körpergewicht

Unterschiedlicher Koffeinabbau

wird nach der Aufnahme von 100 mg Koffein in etwa 1 mg Koffein pro kg Körpergewicht aufweisen, eine 50 kg schwere Frau ca. 2 mg pro kg Körpergewicht, weshalb sie die Koffeinwirkung auch deutlich stärker wahrnehmen würde.

Koffein nimmt in weiterer Folge seinen Weg über die Leberpfortader in die Leber, wo es metabolisiert, d. h. in weitere Substanzen, die Metaboliten, abgebaut und letztendlich über den Harn ausgeschieden wird. Dieser Abbau wird mittels der Enzymfamilie der „Zytochrom P450" bewerkstelligt, die wasserunlösliche Stoffe abbauen können. Diese Enzyme sind jedoch nicht nur für den Abbau von Koffein zuständig, sondern auch für andere Substanzen, wie etwa bestimmte Medikamente, wodurch eine gegenseitige Beschleunigung oder Verlangsamung des Abbaus einhergeht. Koffein wird in der Leber vorwiegend durch das Enzym CYP1A2 chemisch aufgespalten, d. h. aus dem ursprünglichen **Tri**methylxanthin werden **Di**methylxanthine (Paraxanthin, Theobromin und Theophyllin) und **Mono**methylxanthin. Koffein dürfte auch „oxidiert" (ein Sauerstoffatom wird dem Koffeinmolekül hinzugefügt) und somit in Harnsäure umgewandelt werden. Im Harn wird nur in etwa 1–5% Koffein gefunden, sodass davon auszugehen ist, dass Koffein fast vollständig abgebaut wird. Nur bei Neugeborenen (8.–9. Monat) wird bis zu 85% des aufgenommenen Koffeins durch den Harn ausgeschieden. Jedenfalls reicht die Menge an Koffein, die sich im Abwasser der Kläranlagen befindet, um den Anteil des Menschen an der Verschmutzung des Wassers abzuschätzen, da Industrieabwasser kein Koffein enthält.

Allerdings wird dieser scheinbar einfache Sachverhalt noch dadurch verkompliziert, dass Theobromin, das sich in Kakao befindet aber auch beim Abbau von Koffein im Körper entsteht, wieder den Abbau von Koffein selbst hemmt. Konsumieren Sie also Schokolade zum Kaffee, wird der Koffeinabbau wahrscheinlich gehemmt und Sie können die Koffeinwirkung länger spüren.

Halbwertszeit

All diese Umstände tragen dazu bei, dass die Halbwertszeit des Koffeins äußerst variabel ist, wobei auch noch Alter und Geschlecht eine Rolle spielen. Die „Halbwertszeit" ist jener Zeitraum den der Körper benötigt, um die Hälfte einer ursprünglich aufgenommenen Substanz eliminiert zu haben. Diese Halbwertszeit liegt bei einem gesunden Erwachsenen – je nach genetischer Ausstattung – im Durchschnitt bei 3,5 Stunden (maximal 7,5 Stunden). Bei frühgeborenen Säuglingen liegt dieser Wert, wahrscheinlich aufgrund der noch nicht ausgereiften Leberfunktionen, bei 50–100 Stunden, bei zeitgerecht geborenen Säuglingen noch immer bei ca. 82 Stunden. Frauen haben eine um 20–30% schnellere Abbaugeschwindigkeit, wenn sie aber bestimmte Verhütungsmittel nehmen, verlängert sich diese Zeit wieder auf 5–10 Stunden. Eine Schwangerschaft verlängert die Halbwertszeit auf 9–11 Stunden, da Koffein deutlich schlechter abgebaut wird. Daher wird auch der Fötus länger damit belastet. Da Koffein über ähnliche Enzyme abgebaut wird wie Drogen oder Medikamente, spielt auch dies eine große Rolle. Carbamazepin, ein Antiepileptikum, oder Rifampicin, ein Antibiotikum, reduziert die Halbwertszeit. Cimetidin, ein Mittel gegen Sodbrennen, und Ciprofloxacin, ein Antibiotikum, erhöhen die Halbwertszeit. Nikotin beschleunigt wiederum die Halbwertszeit auf 1,5–3,5 Stunden. Das erklärt, warum Koffeinkonsum und Rauchen so stark miteinander verbunden sind. Koffein wird durch Nikotin schneller abgebaut und man muss mehr Koffein konsumieren, um die Wirkung des Koffeins zu spüren. Auch die Ethnie scheint eine Rolle zu spielen: Asiaten und Afrikaner metabolisieren Koffein langsamer als Kaukasier.

Aber auch innerhalb einer ethnischen Gruppe zeigen sich deutliche genetische Unterschiede. Verschiedene Studien mit eineiigen Zwillingen beobachteten einen Vererbungsanteil des Koffeinabbaus von 35–77% – das entspricht in etwa den Vererbungsraten bei anderen Suchtmitteln. Die Ursache dafür ist, dass wir alle eine unterschiedliche Enzymausstattung vererbt bekommen; und das betrifft eben auch das für den Koffeinabbau zuständige CYP1A2-Enzym in der Leber. Außerdem scheint es auch verschiedene Genvarianten zu geben, die für die Bildung des Adenosin-A2A- Rezeptors zuständig sind. Vielleicht sollten wir daran denken, wenn wir mit unseren Freunden wieder in eine Diskussion geraten, ob ein Espresso nach dem Abendessen dem Schlaf schadet oder nicht. Jedenfalls bedeuten diese Unterschiede, dass die erlebten physiologischen Auswirkungen von Mensch zu Mensch sehr stark variieren können.

3.7 Die Auswirkungen des Koffeins auf körperliche Funktionen

3.7.1 Gehirn – Psychoaktive und kognitive Auswirkungen

Die stimulierende Wirkung von Koffein bzw. koffeinhaltiger Pflanzen, findet sich bereits in den frühesten, teilweise noch mythologisch verbrämten, Berichten über deren Gebrauch. Einer der ersten Hinweise auf den medizinischen Gebrauch von Koffein als Psychopharmakon, um die Leistungsfähigkeit von Soldaten zu fördern, findet sich im Jahr 1890.

Aufgrund der Blockade dämpfender Mechanismen und der vermehrten Ausschüttung aktivierender Neurotransmitter sowie

Aufmerksamkeitssteigerung

der verbesserten Durchblutung des Gehirns zeigen sich deutliche Effekte auf Aufmerksamkeit und Wachheit (da ja Adenosin einschlaffördernd wirkt), der Reaktionszeit und der Merkfähigkeit, was sich in verschiedenen Situationen immer wieder bestätigen ließ.

3.7.2 Warum wir auf Koffein oft schlecht schlafen

Schlafbeeinträchtigung

Da Adenosin schlafanstoßend wirkt, hat Koffein einen nicht unbeträchtlichen Einfluss auf Schlafqualität und -ausmaß. Dabei sind zwei Mechanismen von Bedeutung: die sogenannten homöostatischen Prozesse und die innere zirkadiane Uhr. Der homöostatische Schlafprozess reguliert das Schlafbedürfnis, das über den Tag hinweg zunimmt und während des Schlafens abgebaut wird. Das Ausmaß der langsamen Deltawellen während der Tiefschlafphasen, die man mittels Elektroenzephalogramm (EEG) erheben kann, stellen den besten Biomarker für den Ausgleich des Schlafbedürfnisses dar. Koffein schwächt diese Wellen ab, weswegen das Schlafgleichgewicht beeinträchtigt wird. Koffein beeinträchtigt aber auch unsere innere zirkadiane Uhr (circa lat. „ringsum", dies lat. „Tag"). Diese regelt unseren ungefähren 24-Stunden-Rhythmus und lässt uns auch spüren, wann wir schlafen gehen sollten. Durch die vermehrte Ausschüttung des cAMP und von Calcium wird Melatonin, ein schlafanstoßendes Hormon, um 40 Minuten später als üblich zur Verfügung gestellt.

3.7.3 Auswirkungen auf den Flüssigkeitshaushalt

Mythos Entwässerung

Koffein gilt als Diuretikum und somit als entwässernd, wobei der genaue Mechanismus nicht wirklich geklärt ist und das über die üblichen die Phosphodiesterase hemmenden Effekte begründet wurde. Neuere Studien zeigen allerdings, dass dieser Effekt nur sehr mäßig ausgeprägt sein dürfte. Betreffend den Wasserhaushalt des Körpers dürfte es nur eine geringe Rolle spielen, ob man Wasser trinkt oder z. B. Kaffee. Koffein stimuliert zwar die Nierenfunktion, so dass Flüssigkeiten früher ausgeschieden werden, jedoch hat dies kaum einen Einfluss auf die Menge der ausgeschiedenen Flüssigkeit. Kaffeetrinker scheiden etwa 84% der aufgenommenen Flüssigkeit nach 24 Stunden wieder aus, Wassertrinker 81% – also kein wesentlicher Unterschied. Die vermehrte Flüssigkeitsausscheidung dürfte jedoch von der Art und von der Menge des Koffeinkonsums beeinflusst werden. Wenn man mehrere Tage koffeinabstinent gelebt hat und 250–300 mg Koffein konsumiert, kommt es zu einer kurzfristig gesteigerten Urinproduktion. Gewohnheitstrinker benötigen mehr als 300 mg, damit es zu einer geringfügig erhöhten Urinproduktion kommt. Selbst wenn man vor dem Sport Koffein in üblichen Mengen konsumiert, führt das, trotz des durch die körperliche Bewegung erhöhten Wasserverlusts, zu keiner statistisch bedeutsamen Zunahme der Entwässerung.

3.7.4 Auswirkungen auf den Vitamin- und Mineralstoffwechsel

In nahezu allen Ernährungsratgebern wird davor gewarnt, dass koffeinhaltige Getränke den Mineral- und Vitaminstoffwechsel negativ beeinflussen. Sieht man sich dann näher an, womit das begründet wird, so findet man meist lediglich lapidare Hinweise, dass Koffein eben den Flüssigkeitsverlust fördert und damit alle wichtigen Vitamine und Mineralstoffe ausgeschieden werden. Mittlerweile wissen wir aber, dass der Wasserverlust (und damit auch der Mineralstoffverlust) durch Koffein bei Weitem nicht so ausgeprägt ist, wie immer angenommen wurde. Andererseits dürfte Koffein die Funktion des proximalen Tubulus beeinträchtigen, eines Teil der Niere, der unter anderem für die Aufnahme von Vitaminen und Mineralstoffen zuständig ist.

Sieht man sich die dementsprechende Forschung an, ist die Bedeutung des Koffeins auf den Mineralstoffwechsel schon deutlich weniger spektakulär. Koffein (oder besser Kaffee, da man aus naheliegenden Gründen keine über Jahre dauernde Doppelblindstudie mit reinem Koffein an Menschen durchführen kann) reduziert den Spiegel der meisten Vitamine der Vitamin-B-Gruppe – wichtigen Regulatoren im Fett-, Kohlehydrat- und Eiweißstoffwechsel, die auch für die körpereigene Energiegewinnung notwendig sind. Interessanterweise tritt dieser Effekt nur bei Menschen mit hohen Vitaminkonzentrationen im Blut auf. Bei Menschen, die ohnehin schon einen niederen Spiegel haben, lässt sich dieser Effekt nicht so stark beobachten. Ebenso tritt dieser Effekt bei Vitamin B_{12} kaum auf, da es sich rechtzeitig an andere Substanzen bindet, die das Ausscheiden verhindern. Da bekannt ist, dass Vitamine der B-Gruppe den Homocysteinspiegel senken, Koffein aber dazu beiträgt diesen zu erhöhen, ist anzunehmen, dass der erhöhte Homocysteinspiegel durch zu wenig Vitamin B im Blut verursacht wird. Homocystein ist eine natürlich im Körper vorkommende Aminosäure, die in der Eiweißbildung eine wichtige Rolle spielt. Ein zu hoher Blutspiegel wird mit einem erhöhten Risiko für Herz-Kreislauf-Erkrankungen, Schlaganfällen und Thrombosen in Zusammenhang gebracht.

Vitamin B

Vitamin D

Vitamin D ist im Körper für die Regulierung des Calcium- und Phosphatpiegels zuständig und spielt daher eine wichtige Rolle im Knochen- und Zahnaufbau. Koffein beeinflusst jedoch die Aufrechterhaltung des Calciumspiegels im Körper. Ein Koffeinkonsum von mehr als 300 mg pro Tag beschleunigt den Calciumabbau aus bestimmten Knochen, wobei Frauen mit einem bestimmten Gen, dass die Ausbildung von bestimmten Vitamin-D-Rezeptoren (tt-Genotyp) beeinflusst, davon besonders betroffen sind. Koffein senkt die Wirksamkeit der Vitamin-D-Rezeptoren und wirkt damit direkt auf die Knochenbildung in den Osteoblasten, Zellen die gleichsam die Grundlage für neue Knochensubstanz bilden.

Eisenspiegel

Die immer wieder verbreitete Meinung, dass Koffein den Eisenspiegel senkt, dürfte nicht den Tatsachen entsprechen. Vielmehr hemmen die in Kaffee oder Tee, ebenso wie die in vielen anderen Nahrungsmitteln vorhandenen Gerbstoffe die Eisenaufnahme. Es empfiehlt sich daher unmittelbar vor oder nach der Aufnahme eisenhaltiger Nahrungsmittel keinen Kaffee oder Tee zu konsumieren. Dies gilt besonders für Menschen, die vegetarisch leben, da Eisen aus Pflanzen ohnehin schon eine geringere Bioverfügbarkeit aufweist.

3.7.5   Koffein und Zuckerhaushalt

Insulinresistenz

In den letzten Jahren mehren sich die Hinweise, dass bereits jene Menge Koffein, die sich in einer Tasse Kaffee befindet (ca. 100 mg) zu einer erhöhten Insulinresistenz nach der Einnahme einer Mahlzeit führen kann – vor allem bei übergewichtigen Personen. Das bedeutet, dass Insulin die Körperzellen nicht mehr dazu anregen kann, Glucose aus dem Blut aufzunehmen und daher der Zuckerspiegel im Blut deutlich ansteigt. Dabei sind wahrscheinlich besonders die Muskelzellen betroffen, da Koffein ein Adenosingegenspieler ist – über die genauen Mechanismen herrscht aber noch Unklarheit. Eine zunehmende Insulinresistenz findet sich jedenfalls beim sogenannten Typ-II-Diabetes, der früher als Altersdiabetes bezeichnet wurde, aber mittlerweile auch bei übergewichtigen jüngeren Menschen zu finden ist. Daher ist dieser Effekt bei Menschen mit dieser Erkrankung auch besonders ausgeprägt. Erste vorläufige Ergebnisse zeigen daher folgerichtig, dass sich die Blutzuckerwerte bei Typ-II-Diabetikern verbessern, wenn sie auf Koffein verzichten.

Interessanterweise mehren sich andererseits die Hinweise, dass Kaffee (der ja schließlich auch Koffein enthält) das Risiko, an einem Typ-II-Diabetes zu erkranken, jedoch senken soll. Dieses widersprüchliche Ergebnis wird dadurch erklärt, dass Kaffee eine Vielzahl anderer Pflanzenstoffe (Polyphenole) beinhaltet, die den negativen Effekt auf den Zuckerhaushalt wieder ausgleichen können – dafür spricht, dass auch koffeinfreier Kaffee diesen Effekt haben dürfte, z.T. noch ausgeprägter als koffeinhaltiger Kaffee. Außerdem erhöht Koffein den Energiestoffwechsel und kann – in geringem Ausmaß – dazu beitragen, das Gewicht zu reduzieren. Übergewicht und mangelnde Bewegung (mangelnder Energieumsatz) werden wieder als Risikofaktor für die Entwicklung eines Typ-II-Diabetes betrachtet …

Ob Koffein langfristig schädliche Auswirkungen auf den Zuckerhaushalt hat, hängt aber auch von der genetischen Ausstattung ab. Bei Menschen, die Koffein schnell abbauen können, dürften die positiven Wirkungen der Polyphenole die schädlichen Wirkungen des Koffeins aufwiegen. Bei Menschen, die Koffein langsam abbauen, scheint es gerade umgekehrt. Da wir unsere genetische Ausstattung im Regelfall nicht kennen, sind Empfehlungen daher etwas schwierig.

3.7.6 Koffein beeinflusst auch unsere Lunge

Über die oben beschriebenen Mechanismen erweitert Koffein auch die Atemwege (Bronchodilatation). Ebenso werden die Bewegungen des Flimmerepithels, kleinen „Härchen" die für die Reinigung der Atemwege zuständig sind, verstärkt und diese somit verbessert. Dadurch verbessert sich die Atmung und es kann mehr Sauerstoff aufgenommen werden. Der Metabolit Theophyllin wirkt hinsichtlich der Bronchodilatation fast doppelt so stark wie Koffein selbst, weswegen diese Substanz auch bei Asthma bronchiale verordnet wird. Theophyllin blockiert vor allem jene Adenosinrezeptoren, die für die Dilatation von Herz, Bronchien und zentraler Gefäße zuständig sind, und erreicht dadurch eine bessere Wirkung und hemmt zusätzlich die für die Bronchien zuständigen Phosphodiesterasen.

Erweiterung der Atemwege

3.7.7 Koffein lässt unser Herz (nicht immer) schneller schlagen

Da auch im Herz Adenosinrezeptoren vorhanden sind, wurde auch der Effekt des Koffeins auf die kardiovaskulären Mechanismen untersucht – mit teilweise widersprüchlichen Ergebnissen. Da Adenosin im Herz auch für den zeitlich geregelten Ablauf des Herzschlags verantwortlich ist, nimmt es einem zunächst nicht wunder, dass dessen Hemmung bei hohen Dosen an Koffein zu Arrhythmien

Herzarrhythmie

führen kann, die im Falle einer Koffeinüberdosis sogar zum Tod führen können. Verwunderlicher scheint schon, dass dies in normalen Dosen kaum der Fall ist. Einige Untersuchungen konnten diesen Zusammenhang bei üblicherweise aufgenommenen Koffeinmengen bei einer Langzeituntersuchung bei gesunden Personen nicht beobachten. Eventuell scheint sogar ein gewisser Schutzeffekt für Arrhythmien oder Vorhofflimmern vorhanden zu sein: Bei einem täglichen Koffeinkonsum von vier Tassen Kaffee war das Risiko eines Auftretens um 18% bei bis zu drei Tassen um 7% reduziert.

Blutdruck

Ähnliches gilt für den Blutdruck. Aufgrund der Tatsache, dass Koffein die Menge des intrazellulären Calciums beeinflusst und Adenosin blockiert, sollte dies zu einer erhöhten Aktivität des Herzens und zu einem erhöhten vaskulären Widerstand und somit zu einem erhöhten Blutdruck führen. Dies ist unmittelbar nach der Koffeinaufnahme für ca. eine halbe Stunde auch der Fall, was auch zu einer besseren Durchblutung der kleineren Gefäße führt. Allerdings spielen dabei Alter, ein bereits bestehender Bluthochdruck und das Ausmaß der körperlichen Aktivität eine große Rolle und modifizieren die Koffeinwirkung auf den Blutdruck. Auf Dauer scheint sich bei gesunden Menschen Koffein aber genau umgekehrt auszuwirken. Es scheint wie beim Sport zu sein: kurzfristig kommt es zu einer Blutdruckerhöhung, durch ein regelmäßiges Training sinkt jedoch der habituelle Blutdruck. Dies gilt vor allem für Personen, die Koffein besonders gut abbauen können. Eine rezente Studie konnte in einem naturalistischen Umfeld neuerlich zeigen, dass je höher die Menge des im Urin ausgeschiedenen Koffeins (als Indikator für den tatsächlichen Konsum) ist, desto niedriger ist der Blutdruck. Bei bereits bestehender Bluthochdruckerkrankung scheint Koffein aber diesen schützenden Effekt nicht mehr zu haben, sondern den Blutdruck ungünstig zu beeinflussen, wie neuere Studien zeigen.

Die Angelegenheit scheint also komplizierter zu sein, als es theoretisch erscheint und bedarf noch einiger Forschung.

3.7.8 Warum Koffein unseren Körper mehr Energie verbrauchen lässt

Steigerung des Energieverbrauchs

Da Koffein ein Stimulans ist und damit die Aktivität des Körpers steigert, erhöht Koffein auch den Energieverbrauch des Körpers. Der Effekt tritt schon bei einem Konsum von nur 50 mg Koffein auf und hält bis zu 4 Stunden an. Bei einem Kaffeekonsum von ca. 300 mg pro Tag steigt der tägliche Energieverbrauch um knapp 80 kcal pro Tag. Das mag nicht sonderlich viel scheinen, bei einem nur wenig aktiven Menschen bedeutet dies aber 4% der täglich verbrauchten Energie

(Grundumsatz). Dieser Effekt steigert sich noch bei körperlicher Betätigung, da Koffein die Fettverbrennung bzw. den Abbau von Fett fördern dürfte, wodurch dann in weiterer Folge weniger Fett in den Fettdepots eingelagert wird. Trotzdem sind die Effekte höchstens bei der Stabilisierung des Gewichtes hilfreich. Es muss letztendlich ja auch berücksichtigt werden, in welcher Form Koffein zugeführt wird – gezuckerte Softdrinks mit Koffein heben den Effekt wohl wieder auf und auch Koffeinpräparate können ohne Bewegung und Ernährungsumstellung keinen großartigen Effekt erzielen, obwohl Koffein wie alle Aufputschmittel auch den Appetit vermindert. Insgesamt kann Koffein jedoch eine Diät und vor allem das Aufrechterhalten des Gewichtes ein wenig unterstützen.

3.7.9 Koffein und Muskelkraft

Einerseits über die Aktivierung der Natrium-Kalium-Pumpe, andererseits über eine Erhöhung des Serotonins in zentralen motorischen Neuronen und deren damit verbundenen vermehrten Aktivierung wird die Ausdauer und Muskelkraft gestärkt, was vor allem im Sport und beim Militär von Interesse ist. Außerdem scheint dadurch ebenfalls die neuromuskuläre Koordination verbessert zu werden. Dies bedeutet, dass schneller und genauer auf mentale Anforderungen reagiert werden kann (z. B.: schnellere Reaktion auf unerwartete Verkehrssituationen). Vor allem das Militär hat schon lange erkannt, dass unter Koffein schneller Ziele erkannt und genauer geschossen werden kann – erste Berichte dazu stammen aus dem Jahr 1890.

Muskelkraft und -koordination

3.7.10 Koffein und Immunsystem

Adenosin bestimmt die Reaktion des Immunsystems auf körperfremde „Angreifer". So bewirkt z. B. Adenosin am A2A-Rezeptor antientzündliche Prozesse. Daher war es naheliegend, auch die Wirkung von Koffein auf das Immunsystem zu betrachten. Leider unterliegen die bisher vorliegenden Studien den üblichen Problemen – entweder es sind „in vitro" Versuche an Zellen oder bei Nagetieren oder sie wurden beim Menschen nur über den Kaffeekonsum und nicht über den tatsächlichen Koffeinkonsum durchgeführt, wobei Kaffee eben eine große Anzahl zusätzlicher Pflanzenstoffe beinhaltet, die wieder allein für sich genommen das Immunsystem beeinflussen können. Soweit man bis jetzt beurteilen kann, entfaltet sich die Wirkung indirekt über das cAMP, womit Koffein „immunmodulatorisch" wirkt. Das bedeutet, dass es das Immunsystem

Immunmodulatorische Wirkung

sowohl im positiven als auch im negativen Sinn beeinflussen kann. Das allerdings in sehr komplexer Weise, manchmal haben nur niedrige und hohe Dosen einen Einfluss, bei anderen Immunparametern nur mittlere Dosen usw.

Impfwirkung

Zusammenfassend scheint Koffein ebenfalls eine antientzündliche Wirkung zu haben (obwohl es dem Adenosin entgegenwirkt), andererseits hemmt es die Produktion bestimmter Zellen, die für eine adäquate Immunantwort zuständig sind (z. B. bestimmte Arten der Interleukine, die für die Kommunikation jener Zellen zuständig sind, die die Immunantwort organisieren). In diesem Zusammenhang dürfte es auch die Antikörperproduktion, also die Produktion von Eiweißmolekülen, die unter anderem der Bekämpfung von Krankheitserregern dienen, herunterregulieren. Da bei Impfungen (Immunisierung) die aktive oder passive Erhöhung der Antikörper angestrebt wird, empfehlen die Autoren im zeitlichen Umfeld einer Impfung keine koffeinhaltigen Nahrungsmittel zu sich zu nehmen – auch wenn diese Untersuchung nur an Mäusen erfolgt ist. Erste Ergebnisse an Menschen weisen nämlich ebenfalls darauf hin, dass bestimmte Zellen des Immunsystems (Lymphozyten) bei chronischem Koffeinkonsum vor allem nach körperlicher Betätigung noch mehr absterben, als es ohnehin schon nach alleiniger körperlicher Betätigung geschieht.

3.7.11 Koffein und Verdauung

Sodbrennen

Über 68% aller Kaffeekonsumenten berichten über Sodbrennen nach Kaffeekonsum. In Kaffee, Tee und anderen koffeinhaltigen Getränken befindet sich aber eine große Anzahl anderer biochemischer Substanzen, so dass der Anteil des Koffeins an diesen Beschwerdebildern nur sehr schwer herausgerechnet werden kann. Tatsächlich kann bei Kaffeekonsum ein erhöhter Reflux an Magensäure in die Speiseröhre beobachtet werden. Wird das Koffein entfernt, reduziert sich zwar dieser Effekt, bleibt aber prinzipiell erhalten. Sowohl die Inhaltsstoffe von Kaffee als auch Koffein an sich fördert die Magensäureproduktion. Menschen, die an einer sogenannten Refluxerkrankung leiden, sind also besser beraten Koffein zu meiden.

Mehrere großangelegte Studien konnten allerdings keinen gesicherten Zusammenhang zwischen dem Ausmaß des Kaffeekonsums und dem Auftreten eines Magen- oder Zwölffingerdarmgeschwürs, einer Refluxösophagitis (Entzündung der Speiseröhre durch rückfließende Magensäure) oder anderen Refluxerkrankungen feststellen.

Verstopfung

Allgemein wird auch angenommen, dass Koffein gegen Verstopfung hilft und zu Durchfall führen kann. Wird Koffein direkt über den Darm per Einlauf zugeführt, erhöht sich tatsächlich die Flüssigkeitsproduktion in wichtigen Teilen des Dünndarms. Führt man diese – im Alltag eher ungewöhnliche Aufnahme von Getränken – mit Kaffee durch, verschwindet dieser Effekt, da andere Inhaltsstoffe im Kaffee dem entgegenwirken dürften. Ein Drittel der Kaffeekonsumenten berichtet auch darüber, dass bei ihnen Kaffee zu einem erhöhten Bedürfnis nach einem Stuhlgang führt. Auch hier scheint die Kombination von Koffein und Kaffeeinhaltsstoffen die Wirkung zu bedingen. Koffeinhaltiger Kaffee stimuliert die Tätigkeit des Colon, eines Teils des Dickdarms, ähnlich wie ein hochkalorisches Essen, 60% stärker als die Aufnahme der gleichen Menge Wassers und 25% stärker als die Aufnahme der gleichen Menge entkoffeinierten Kaffees.

Patienten mit Gallensteinen berichten immer wieder über in der Gallengegend auftretende Schmerzen nach Kaffeekonsum. Dies dürfte mit Koffein nichts zu tun haben, da sowohl koffeinfreier als auch koffeinhaltiger Kaffee zu einer Kontraktion der Gallenblase führen. Ebenso dürften typische Verdauungsbeschwerden, wie Völlegefühl, Blähungen, Aufstoßen, Übelkeit, Bauchschmerzen u. ä. (Dyspepsie), nichts mit Koffein zu tun haben. Ein wirklicher Zusammenhang mit der Aufnahme bestimmter Nahrungsmittel konnte noch nicht nachgewiesen werden. Die Wahrnehmung, dass Kaffee oder Koffein dies fördert, scheint eher damit zu tun zu haben, dass diese Patienten aufgrund ihrer unerklärlichen Symptomatik ständig auf der Suche nach Auslösern sind und daher diese Umstände mehr beobachten als andere.

Literatur

Adan A, Prat G, Fabbri M, Sanchet-Turet M (2008) Early effects of caffeinated and decaffeinated coffee on subjective state and gender differences. Progress Neuro-Psychopharmacology Biological Psychiatry 32:1698–1703

Anonymous (1890) Action of caffeine. Science 376(15):244

Attwood AS, Higgs S, Terry P (2007) Differential responsiveness to caffeine and perceived effects of caffeine in moderate and high regular caffeine consumers. Psychopharmacology 190:469–477

Bhupathiraju SN, Pan A, Malik VS, Manson JE, Willett WC, van Dam RM, Hu FB (2013) Caffeinated and caffeine-free beverages and risk of type 2 diabetes. American J Clincal Nutrition 97:163–174

Birn H (2006) The kidney and vitamin B12 and folate homeostasis: Characterization of receptors for tubular uptake of vitamins and carrier proteins. American J Renal Physiology 291:F22–36

Boekema PJ, Samsom GP, Van Berge Henegouewen GP, Smout AJPM (1999) Coffee and gastrointestinal function: Facts and fiction. Scand J Gastroenterology 230(34):35–39

Burke TM, Markwald RR, McHill AW, Chinoy ED, Snider JA, Bessmann SC et al. (2015) Effects of caffeine on the human circadian clock in vivo and in vitro. Science Translational Medicine 7(305) 305ra146

Caldeira D, Martins Brandão Alves L, Pereira H, Ferreira JJ, Costa J (2013) Caffeine does not increase the risk of atrial fibrillation. Heart 99(19):1383–1389

Cappelletti S, Daria P, Sani G, Aromatario M (2015) Caffeine: Cognitive and physical performance enhancer or psychoactive drug? Current Neuropharmacology 13:71–88

Cheng M, Hu Z, Lu X, Huang J, Gu D (2014) Caffeine intake and atrial fibrillation incidence: Dose-response meta-analysis of prospective cohort studies. Candian J Cardiol 30(4):448–454

Dziallas P (2015) Prüfung der immunmodulatorischen Wirkung von Coffea praeparata und Koffein. Unveröff. Dissertation, Tierärztliche Hochschule Hannover. http://elib.tiho-hannover.de/dissertations/dziallasp_ss15.pdf (Zugriff: 08.11.2015)

Ferré S (2008) An update on the mechanisms of the psychostimulant effects of caffeine. J Neurochemistry. 105:1067–1079

Guessos I, Dobrinas M, Kutlaik Z, Prujim M, Ehret G, Maillard M et al. (2012) Caffeine intake, and CYP1A2 variants associated with high caffeine intake, protect non-smokers from hypertension. Human Mol Genetics Online. DOI:10.1093/hmg/dds137

Guessos I, Prujim M, Ponte B, Ackermann D, Ehret G, Ansermot N et al. (2015) Associations of ambulatory blood pressure with urinary caffeine and caffeine metabolite Excretions. Hypertension 65:691–696

Hauber W (2002) Adenosin: ein Purinnukleosid mit neuromodulatorischen Wirkungen. Neuroforum 3/02:228–234

Heaney RP (2002) Effects of caffeine on bone and the calcium economy. Food Chemical Toxicology 40:1263–1270

Heaton K, Griffin R (2015) The effects of caffeine use on driving safety among truck drivers who are habitual caffeine users. Workplace Health Safety 63(8):33–341

Huang Z-L, Qu W-M, Eguchi N, Chen J-F, Schwarzschild MA, Fredholm BB et al. (2005) Adenosin A2A, but not A1 receptors mediate the arousal effect of caffeine. Nature neuroscience 8(7). DOI 10.1038/nn1491

Hursel R, Westerterp-Plantenga MS (2013) Catechin- and caffeine-rich teas for control of body weight in humans. Am J Clin Nutr 98(6):1682–1693

Jinag X, Zhang D, Jinag W (2014) Coffee and caffeine intake and incidence of type 2 diabetes mellitus: a meta-analysis of prospective studies. European J Nutrition 53:25–38

Killer SC, Blannin AK, Jeukendrup AE (2014) No evidence of dehydration with moderate daily coffee intake: a counterbalanced cross-over study in a free-living population, PLOS ONE 9(1):e8415

Klaassen EB, De Groot RHM, Evers EAT, Snel J, Veerman ECL, Ligtenberg AJM et al. (2013) The effect of caffeine on working memory load-related brain activation in middle-aged males. Neuropharmacology 64:160–167

Knutti R, Rothweiler H, Schlatter CH (1981) Effect of pregnancy on the pharmacokinetics of caffeine. Eur J Clin Pharmacol 21:121–126

Klatsky AI, Hasan AS, Armstrong MA, Udaltsova N, Morton C (2012) Coffee, caffeine, and risk of hospitalization for arrhythmias. Permanente J 15(3):19–25

Landolt HP (2015) Caffeine, the circadian clock, and sleep. Science 394(6254):1289

Lane JD, Lane AJ, Surwit RS, Kuhn CM, Feinglos MN (2012) Pilot study of caffeine abstinence for control of chronic glucose in type 2 diabetes. J Caffeine Research 2(1):45–47

Larsson SC, Drca N, Jensen-Urstad M, Wolk A (2015) Coffee consumption is not associated with increased risk of atrial fibrillation: results from two prospective cohorts and a meta-analysis. BMC Med. 13:207. DOI:10.1186/s12916-015-0447-8

Monteiro DP, Monteiro MC, Ribeiro-Alves M, Donangelo CM, Trugo LC (2005) Contribution of chlorogenic acids to the iron-reducing activity of coffee beverages. J Agricultural Food Chemistry 53(5):1399–1402

Natella F, Scaccini C (2012) Role of coffee in modulation of diabetes risk. Nutr Reviews 70(4):207–217

Nieber K (2013) Schwarz und stark – wie Kaffee die Gesundheit fördert. Hirzel, Stuttgart

Noguchi K, Matsuzaki T, Sakanashi M, Hamadate N, Uchida T, Kina-Tanada M et al. (2015) Effect of caffeine contained in a cup of coffee on microvascular function in healthy subjects. J Pharmacological Sciences 127:217–222

Nvalta JW, Fedor EA, Schafer MA, Lyons TS, Tibana RA, Pereira GB, Prestes J (2015) Caffeine affects CD8+ lymphocyte apoptosis and migration in naive and familiar individuals following moderate intensity exercise. Int J Immunopathology Pharmacology. DOI:10.117/03946320g15612795

Palatini P (2015) Coffee consumption and risk of type 2 diabetes. Diabetologia 58:199–200

Pereira MA, Parker ED, Folsom AR (2006) Coffee consumption and risk of type 2 diabetes mellitus. Arch Internal Medicine 166:1311–1316

Pohanka M (2015) Caffeine downregulates antibody production in a mouse model. J Applied Biomedicine 13:1–6

Porciuncula LO, Sallabery C, Mioranzza S, Botton PHS, Rosemberg D (2013) The Janus face of caffeine. Neurochemistry International 63:594–609

Potera C (2012) Caffeine in wastewater is a tracer for human fecal contamination environ health perspect. 2012 Mar; 120(3):a108–a109. DOI:10.1289/ehp.120-a108a

Rapuri PB, Gallagher JC, Kinyamu HK, Ryschon KL (2001) Caffeine intake increases the rate of bone loss in elderly women and interacts with vitamin D receptor genotypes. Am J Clinical Nutrition 74:694–700

Rapuri PB, Gallagher JC, Nawaz Z (2007) Caffeine decreases vitamin D receptor protein expression and 1.25(OH)2D3 stimulated alkaline phosphatase activity in human osteoblast cells. J Steroid Biochemistry Molecular Biology 103:368–371

Ribeiro JA, Sebastião AM (2010) Caffeine and adenosine. J Alzheimer´s Disease 20 (S1):3–15

Robertson TM, Clifford MN, Penson S, Chope G, Robertson MD (2015) A single serving of caffeinated coffee impairs postprandial glucose metabolism in overweight men. British j Nutr. DOI:10.1017/S0007114515002640

Roca DJ, Schiller GF, Farb DH (1988) Chronic caffeine or theophylline exposure reduces gamma-aminobutyric acid/benzodiazepine receptor site interactions. Molecular Pharmacology 33(5):481–485

Rogers PJ, Heatherley SV, Mullings EL, Smith JE (2013) Faster but not smarter: effects of caffeine withdrawal on alertness and performance. Psychopharmacology 226(2)229–240

Senchina DS, Hallam JE, Kohut ML, Nguyen NA, Perera MAdN (2014) Alkaloids and athlete immune function: Caffeine, theophylline, gingerol, ephedrine, and their congeners. Exercise Immunology Review 20:68–93; http://www.medizin.uni-tuebingen.de/transfusionsmedizin/institut/eir/content/2014/68/article.pdf (Zugriff: 08.11.2015)

Sharwood LN, Elkington J, Meuleners L, Ivers R, Boufous S, Stevenson M (2013) Use of caffeinated substances and risk of crashes in long distance drivers of commercial vehicles: Case-control study. British Medical Journal 346:f1140

Shimamoto T, Yamamichi N, Kodashima S, Takahashi Y, Fujishiro M, Oka M et al. (2013) No association of coffee consumption with gastric ulcer, duodenal ulcer, reflux esophagitis, and non-erosive reflux disease: A cross-sectional study of 8,013 healthy subjects in Japan. PLOSONE 8(6)e65996

Spaeth AM, Goel N, Dinges DF (2014) Cumulative neurobehavioral and physiological effects of chronic caffeine intake: individual differences and implications for the use of caffeinated energy products. Nutrition reviews 72(s1):34–47

Sugiura C, Nishimatsu S, Moriyama T, Ozasa S, Kawada T, Sayama K (2012) Catechins and caffeine inhibit fat accumulation in mice through the improvement of hepatic lipid metabolism. J Obesity. http://dx.doi.org/10.1155/2012/520510 (Zugriff: 08.11.2015)

Tanaka Y, Sakurai M, Goto M, Hayashi S (1990) Effect of xanthine derivatives on hippocampal long-term potentiation. Brain Research 522:63–68

Weinberg AW, Bealer BK (2001) The world of caffeine. Routledge, New York

Weiß C (2007) Koffein. Ernährungsumschau 4/07:210–215

Westerterp-Plantenga MS, Lejeune MPGM, Kovacs EMR (2012) Body weight loss and weight maintenance in relation to habitual caffeine intake and green tea supplementation. Obesity Research 13(7):1195–1204

Whitehead N, White H (2013) Systematic review of randomised controlled trials of the effects of caffeine or caffeinated drinks on blood glucose concentrations and insulin sensitivity in people with diabetes mellitus. Human Nutr Dietetics 26:111–125

Ulvik A, Vollset StE, Hoff G, Ueland PM (2006) Coffee consumption and circulating B-vitamins in healthy middle-aged men and women. Clinical Chemistry 54(9):1489–1496

Verhoef P, Jasman WJ, Van Vliet T, Katan MB (2002) Contribution of caffeine to the homocysteine-raising effect of coffee: A randomized controlled trial in humans. Am J Clin Nutrition 76(6):1244–1248

Volk BM, Creighton BC (2013) An overview on caffeine. In: Bagchi D, Nair S, Sen ChK (2013) Nutrition and enhanced sports performance. Elsevier, London. 487–495

Yu T, Campbell S, Stockmann Ch, Tak C, Schoen K, Clark EAS et al. (2015) Pregnancy-induced changes in the pharmacokinetics of caffeine and its metabolites. J Clin Pharmacology. DOI:10.1002/jcph.632

Zaharieva DP, Riddell MC (2013) Caffeine and glucose homeostasis during rest and exercise in diabetes mellitus. Applied Physiol Nutr Metab 38:813–822

Zhang Y, Coca A, Casa DJ, Antonio J, Green J M, Bishop PA (2014). Caffeine and diuresis during rest and exercise: A meta-analysis. J Science Medicine in Sport

Gesundheitsschädigende Wirkungen von Koffein

© Springer-Verlag Berlin Heidelberg 2016
W. Beiglböck *Koffein*,
DOI 10.1007/978-3-662-49564-3_4

Der Diskurs, ob Koffein gesundheitsfördernd oder gesundheits-schädlich sei, zieht sich schon über Jahrhunderte. Während in den letzten Jahren Meldungen über wissenschaftliche Studien, die positive Auswirkungen des Koffeinkonsums herausgefunden ha-ben wollen, in den Medien stets präsent sind, tauchen jene, die über negative Auswirkungen berichten, kaum auf. Obwohl diese Studien selbstverständlich den gleichen wissenschaftlichen Inter-pretationsschwierigkeiten unterliegen, sollten sie genauso ernst genommen werden wie jene über die gesundheitsfördernde Wir-kung. – Denn Koffein kann uns von der Zeugung bis ins Erwachse-nenalter unter bestimmten Umständen auch schaden.

4.1 Eine (un)endliche Geschichte von Wahrheiten und Halbwahrheiten oder was der Storch mit Koffein zu tun hat

Wie kann etwas, das wir tagtäglich konsumieren, gesundheitsschäd-lich sein? Es ist uns kaum vorstellbar, dass Koffein auch negative Effekte haben kann. Selbst in vielen Büchern zu Kaffee und anderen koffeinhaltigen Genussmitteln wird dieser Aspekt oft nur am Rande abgehandelt. Warum wollen wir nicht wahrhaben, dass die Wirk-lichkeit – trotz aller sicherlich vorhandenen positiven gesundheitli-chen Auswirkungen – doch etwas komplexer ist? Es gibt in der Psy-chologie einen Effekt, der „Beseitigung kognitiver Dissonanz" heißt. Dieser findet sich oft – aber nicht nur – bei Personen, die an einer Suchterkrankung leiden: Wenn wir feststellen, dass unser Verhalten auch negative Seiten haben könnte oder mit negativen Auswirkun-gen desselben zu rechnen ist, wir aber unbedingt daran festhalten wollen, beginnen wir Informationen, die uns von diesem Verhalten abhalten könnten, zu vermeiden, nicht wahrzunehmen oder abzu-werten. Wir versuchen nur mehr das Positive daran zu sehen, damit wir uns ja nicht verändern müssen – und davor sind offensichtlich auch Koffeinkonsumenten und Autoren wissenschaftlicher Fach-bücher oft nicht ganz gefeit.

Dies obwohl die Diskussion über die Gesundheitsgefährdung durch Koffein genauso alt ist, wie die Einführung von Kaffee in Europa. Schon damals dürfte die Auseinandersetzung über die gesundheitliche Wirkung von Koffein nicht ganz unbeeinflusst von ökonomischen Interessen gewesen sein – obwohl man vor der Ent-deckung des Koffeins durch Runge über die medizinischen Wir-kungen von Kaffee, Tee und Schokolade eher nur philosophierte als wirklich fundierte medizinische Empfehlungen abgab. So dürfte der niederländische Arzt Cornelis Bontekoe (eigentlich Cornelis

Kognitive Dissonanz

Dekker) 1678 von der niederländischen Ost-Indischen Kompanie bezahlt worden sein, als er sein Traktat über den Teekonsum schrieb, in welchem er empfahl, zumindest 10 Tassen Tee pro Tag zu konsumieren und die Dosis so weit zu steigern, was der Magen nur aufnehmen und die Nieren nur ausscheiden können. Er selbst trank angeblich bis zu 200 Tassen Tee pro Tag, um die gesundheitliche Wirkung desselben zu beweisen. Allerdings starb er bereits mit 38 Jahren, was der Glaubwürdigkeit seiner Aussagen nicht gerade zuträglich war. Gerechterweise muss allerdings angemerkt werden, dass er an einem Unfall verstarb: er stürzte nächtens von einer dunklen Treppe, als er Bücher für König Friedrich Wilhelm besorgte, der ihn nach Deutschland geholt hatte – wobei wohl nicht ganz ausgeschlossen werden kann, dass bei einem derart hohen Koffeinkonsum Unruhe, Nervosität, Tremor und chronischer Schlafentzug beim nächtlichen Sturz eine nicht unbedeutende Rolle gespielt haben könnten. Generell scheinen die Niederlande das einzige Land zu sein, in dem eine Diskussion über mögliche gesundheitsschädigende Wirkungen von Kaffee oder Tee kaum auftrat – was wohl ebenfalls mit der ökonomischen Abhängigkeit vom Teeimport zusammenhängen dürfte.

Kaffee macht impotent und unfruchtbar?

Allerdings war der Disput über mögliche gesundheitsschädigende Wirkungen schon lange vorher und in anderen europäischen Ländern ausgebrochen. Schon um 1635 schrieb der deutsche Arzt Simon Pauli, dass Schokolade, Tee und Kaffee (alle damals bekannten koffeinhaltigen Pflanzenprodukte) zu einer Verweiblichung und Impotenz der Männer führten. Allerdings konnte auch er nicht umhin, dem Tee einige positive Aspekte abzugewinnen: er lindert den Kopfschmerz, kräftigt die Verdauung und soll den Abgang von Nierensteinen fördern – durchaus Effekte, die wir auch heute im Zusammenhang mit Koffein diskutieren. Nichtsdestotrotz führt ihn die Gesamtschau seiner Ansichten dazu, dass das Risiko des Konsums die möglichen positiven Wirkungen deutlich übersteigt.

Auch die französischen Ärzte des 17. Jahrhunderts stemmten sich gegen die zunehmende Verbreitung von Koffein in Frankreich. Sie beriefen sich dabei – sowie noch hundert Jahre zuvor auch die Mediziner im arabischen Raum – auf die auf Hippokrates zurückgehende Säftelehre oder Humoralpathologie Galens. Galen von Pergamon, der im 2. Jahrhundert nach Christus lebte, verband die vier Säfte Blut, gelbe Galle, schwarze Galle und Schleim mit den vier Lebensphasen und den vier Elementen. Die Aufgabe des Arztes bestand darin, das Ungleichgewicht der Säfte, wodurch Krankheiten entstanden, wieder ins Gleichgewicht zu bringen. Ein Zuviel des Einen wurde durch dessen Gegenteil behandelt – so wie Wasser zu viel Feuer löscht. Im Mittelalter wurde daraus auch eine Ernährungslehre abgeleitet, weswegen etwas Heißes wie Kaffee in einem heißen und trockenen Land nur schädlich sein sollte. Auch sie leiteten daraus ab, dass Kaffee daher nicht nur zu Impotenz, sondern auch zu Auszehrung und sogar Lähmung führen könne, da Kaffee zum „Ausrinnen" der Säfte führe – schließlich müsse man bei Kaffeekonsum ja verstärkt urinieren. Gleichzeitig wurde Wein als sehr gesundheitsfördernd gelobt. Hier ist wohl der Einfluss der Weinbauer, die immer mehr Kunden an den Kaffee verloren, auch nicht ganz auszuschließen.

Auch Samuel Christian Hahnemann, der Begründer der Homöopathie, anerkannte zwar 1803 die aktivierende Wirkung von Kaffee, ging aber von einer insgesamt schädlichen Wirkung aus. 1833 wurde in dem schon damals sehr renommierten englischen medizinischen Journal „Lancet" ein Artikel veröffentlicht, in dem vor den Gefahren eines exzessiven Kaffee- oder Teekonsums gewarnt wurde, wobei vor allem vor der Gefahr von Störungen der Herzfunktion, Kopfschmerzen und Bewusstlosigkeit gewarnt wurde. Bei den neun Fallstudien, die der Autor John Cole vorstellte, wurden also offensichtlich sehr hohe Dosen von Koffein verabreicht. Obwohl das Koffein von Runge bereits entdeckt war, wurde es jedoch vom Autor in keinster Weise erwähnt.

Während noch 1938 Bücher erschienen, die sich – nach dem damaligen wissenschaftlichen Stand – kritisch mit Kaffee und Koffein auseinandersetzten, hat sich das Pendel in den letzten Jahrzehnten nur mehr in die positive Richtung bewegt. Und obwohl Koffein durchaus positive Wirkungen hat, kann man sich des Eindrucks nicht erwehren, dass auch jetzt wieder – wie zu Beginn des Kaffee- und Teehandels in Europa – ökonomische Interessen eine gewisse Rolle spielen könnten. So z. B., wenn die nach Eigendefinition auf ihrer Homepage „älteste Vereinigung zur Förderung der gesundheitlichen Vorsorge und Kommunikation in Deutschland", die „unabhängig und keiner politischen, religiösen oder kommerziellen Gruppe verpflichtet" ist, eine Broschüre zum Thema „Kaffee und Gesundheit" für medizinische Laien und Ärzte mit Unterstützung des deutschen Kaffeeverbands herausgibt – einer Branchenvereinigung von Kaffehändlern, -röstern, -produzenten etc. Eine Vorgangsweise, die, würde sie sich im Bereich der Pharmaindustrie abspielen, wohl einiges an Verwunderung auslöste.

Wenn nun in weiterer Folge moderne wissenschaftliche Studien zur gesundheitsschädigenden Wirkung von Koffein vorgestellt werden, muss aber auch dabei berücksichtigt werden, dass diese Einschränkungen unterliegen können. So wird bei den meisten Studien retrospektiv erfragt, wie der Koffeinkonsum in einem bestimmten Zeitraum vor Beginn der jeweiligen Studie aussah. Wir alle wissen, wie schwer es uns fällt, uns auch nur daran zu erinnern, was wir

Probleme der Statistik

die letzten Tage gegessen haben – daher können die angenommenen Koffeinwerte auch nur Annäherungswerte sein. Weiters ist die genaue Menge an Koffein, die sich im jeweiligen Getränk befindet, oft nur annäherungsweise zu bestimmen, da dies z. B. abhängig von der Art und Menge des verwendeten Kaffees oder Tees ist. Ein weiteres Problem entsteht auch dadurch, dass in Tee, Kaffee, Schokolade, koffeinhaltigen Erfrischungsgetränken etc. nicht nur Koffein, sondern auch andere natürliche oder künstliche Substanzen enthalten sind, die zusätzliche Wirkungen entwickeln können. Koffein könnte auch erst in der Wechselwirkung mit diesen Substanzen eventuelle positive oder negative Effekte verursachen. Diese Fragen lassen sich allerdings nur im Tierversuch klären, da einerseits Koffein im natürlichen Umfeld eben nur in Zusammenhang mit diversen Nahrungsmitteln aufgenommen wird und es nicht zuletzt ethische Überlegungen verbieten, z. B. während der Schwangerschaft, chemisch reines Koffein zu verabreichen, um eventuelle Auswirkungen beobachten zu können. Inwieweit Tierversuche auf den Menschen übertragbar sind, ist aber fraglich. So konnte gerade beim Koffein gezeigt werden, dass die Ergebnisse von Tierversuchen nicht immer übertragbar sind.

Korrelationsstudien   Letztendlich gibt es auch noch methodologische Probleme: Viele Studien können – ebenso wie die Studien zur gesundheitsfördernden Wirkung von Koffein – nur sogenannte Korrelationsstudien sein. Das bedeutet, sie untersuchen, wie stark der Zusammenhang zwischen zwei Beobachtungen ist, etwa zwischen Koffeinkonsum während der Schwangerschaft und Missbildungen bei Neugeborenen. Dies sagt aber nichts über einen eventuellen ursächlichen Zusammenhang aus. Wenn wir z. B. beobachten, dass es immer weniger Störche gibt und immer weniger Kinder geboren werden, stellt dies einen starken statistischen Zusammenhang dar. Nach allem was wir aber derzeit wissen, dürfte die Transportkapazität von Störchen nicht ursächlich mit der Anzahl der geborenen Kinder zusammenhängen, sondern steht wohl eher mit einem höherem Bildungsniveau und finanziellen Gegebenheiten einerseits und dem durch Industrialisierung und Verbauung eingeschränkten Lebensraum für Störche und deren reduzierten Nahrungsquellen andererseits in Zusammenhang – wobei auch letzteres nur eine Annahme ist; auch wenn sie besser begründbar ist als jene mit den Störchen. Für unsere Fragestellung bedeutet das, dass es, auch wenn es einen starken Zusammenhang zwischen einer Erkrankung (oder der verminderten Wahrscheinlichkeit des Auftretens einer Erkrankung) gibt, dieser durch einen dritten vielleicht unbekannten Faktor erklärt werden kann. So wissen wir z. B., dass Nikotinkonsumenten meist auch einen erhöhten Koffeinkonsum aufweisen – was also die wirkliche Ursache für den Zusammenhang darstellt, ist dann schwieriger zu erkennen.

Statistische Zusammenhänge werden mit sogenannten Korrelationskoeffizienten angegeben, deren numerische Werte sich zwischen -1 und 1 bewegen können. -1 würde bedeuten, dass ein sogenannter negativer Zusammenhang besteht: hohe Werte in einem Bereich hängen vollständig mit niedrigen Werten im anderen Bereich zusammen; 0 bedeutet keinerlei Zusammenhang, 1, dass hohe Werte in einem Bereich vollständig mit hohen Werten im anderen Bereich zusammenhängen. Das wären die Idealzustände – meistens bewegen sich die Werte aber irgendwo dazwischen und wer bestimmt, ab wann ein Wert für diese Fragestellung von Bedeutung ist. Auch wenn es nur für einen kleinen Teil der Bevölkerung gelten mag, kann es für den einzelnen Menschen von großer Bedeutung sein, ob bestimmte Ernährungsbestandteile gerade bei ihm/ihr eine Erkrankung auslösen.

4.2 Wie Koffein unser Leben beeinflusst, bevor wir überhaupt gezeugt werden: Zeugungsfähigkeit und Fruchtbarkeit

Da Koffein sehr schnell resorbiert wird und sich in alle Körperflüssigkeiten verteilen kann, findet sich bereits nach einer halben bis dreiviertel Stunde im männlichen Samen eine annähernd ähnliche Koffeinkonzentration wie im Blut. Daher war es naheliegend, die Auswirkungen von Koffeinkonsum auf die Zeugungsfähigkeit zu untersuchen, da Ernährungs- und Lebensgewohnheiten bekanntermaßen einen großen Einfluss darauf haben können. Tatsächlich erschien vor einigen Jahren eine groß angelegte Studie, die anhand einer Stichprobe von über 2500 jungen dänischen Männern nachweisen konnte, dass bei einem sehr hohen Konsum von mehr als 800 mg Koffein pro Tag die Anzahl der Spermien deutlich reduziert war.

Seltsamerweise war dieser Effekt deutlich ausgeprägter bei jungen Männern, die sich diese Menge an Koffein mittels Cola-Produkten zugeführt hatten. Bei Kaffeekonsumenten war dieser Effekt deutlich weniger ausgeprägt und erreichte keine statistische Signifikanz. Daher wurde spekuliert, dass jemand, der mehrere Liter Cola pro Tag konsumiert (sonst würde man nicht diesen hohen Koffeinkonsum erreichen), wohl einen recht ungesunden allgemeinen Lebensstil hat und die Beeinträchtigung der Spermienzahl wohl darauf zurückzuführen ist. Tatsächlich erschien vor kurzem eine Studie, die einen Zusammenhang zwischen der

Spermienanzahl und -beweglichkeit

Spermienbeweglichkeit und dem Konsum von gezuckerten Getränken belegen konnte. Bereits ab einem Konsum von einer Flasche eines entsprechenden Getränkes pro Tag fand sich eine reduzierte Motilität der Spermien. Möglicherweise können geringere Mengen an Koffein (im Ausmaß von ungefähr 1–2 Tassen Kaffee pro Tag) allerdings auch hilfreich sein und die Samenbeweglichkeit sogar ein wenig steigern – erst ab höheren Dosen nimmt sie wieder ab. Ob dies allerdings tatsächlich einen Einfluss darauf hat, ob Männer, die in erhöhtem Ausmaß Koffein konsumieren, weniger Kinder zeugen können, ist unter realen Lebensbedingungen nur sehr schwer zu überprüfen.

Künstliche Befruchtung   Ein brauchbares Paradigma stellt die In-vitro-Fertilisation dar – also die Zeugung im „Reagenzglas". Hier gibt es klare Kriterien für einen „Befruchtungserfolg", wie etwa die Rate erfolgreicher Befruchtungen oder die Anzahl der Lebendgeburten. Aktuelle Studien liefern dazu jedoch recht widersprüchliche Ergebnisse – während eine Arbeitsgruppe aus Boston bei einer Untersuchung an insgesamt 2474 Paaren mit insgesamt 4716 Fertilisationszyklen zu dem Ergebnis kam, dass die Höhe des Koffeinkonsums sowohl bei den betroffenen Frauen als auch bei den Männern keinerlei Einfluss auf den Erfolg der In-vitro-Fertilisation hatte, erzielte eine andere Arbeitsgruppe aus den südlichen Vereinigten Staaten vor kurzem bei einer kleineren Gruppe von 105 Männern andere Ergebnisse. Jene Gruppe von Männern, die mehr als 750 mg Koffein pro Tag zu sich nahm, hatte eine knapp 20% geringere Erfolgsrate – auch wenn man andere Einflussfaktoren wie Alter und Übergewicht mit einbezog. Die Frage scheint also noch nicht mit letzter Sicherheit entschieden zu sein – zumindest was Männer betrifft.

Schädigung der DNA   Ein moderater Koffeinkonsum könnte sogar durch seine positiven Wirkungen auf die sogenannten Sertoli-Zellen, die in den Hoden unter anderem für die Ernährung und den Schutz der sich bildenden Spermien zuständig sind, die Überlebensrate von Spermien erhöhen. Ein überhöhter Konsum hingegen führt zu einer Beeinträchtigung der Spermienbildung. Dieser überhöhte Koffeinkonsum wiederum kann auf anderen Wegen zusätzlich zu einer Schädigung der DNA in den Spermienzellen führen. Das Ejakulat von Männern, die täglich mehr Koffein zu sich nehmen, als sich in etwa in 3 Tassen Kaffee wiederfindet, weist eine höhere Anzahl DNA-geschädigter Spermien auf. Dies gilt vor allem für ältere Männer, die ohnehin schon einen höheren Anteil an geschädigten Spermien produzieren. Diese Schäden an den Spermien führen entweder zu mangelnder Befruchtungsfähigkeit, bzw. es kann zwar eine Befruchtung erfolgen, aber es kommt in weiterer Folge zu einem Frühabort. Eine geschädigte DNA der Spermien wird auch mit der erhöhten Anzahl von Autismus und Schizophrenie beim Nachwuchs älterer Männer in Zusammenhang gebracht.

Jedenfalls können sich Männer damit trösten, dass zumindest die Höhe des Kaffeekonsums (mehr als 4 Tassen pro Tag) mit der Höhe des Spiegels an freiem Testosteron zusammenhängt – und zwar in positivem Sinn. Vor allem bei norwegischen Männern – die Ergebnisse stammen aus einer Studie an 1563 Männern aus Tromsö in Norwegen.

Weiters dürfte Koffein ein männliches Sexualproblem positiv beeinflussen, das den Geschlechtsverkehr und damit eine natürliche Empfängnis verhindert bzw. erschwert – nämlich den vorzeitigen Samenerguss (Ejaculatio praecox). Dies gilt zwar auch für Alkohol, aber leider ist ein übermäßiger Alkoholkonsum auch mit einer Erektionsschwäche verbunden. 100 mg Koffein, bei Bedarf eingenommen, verlängert die intravaginale Zeit bis zum Samenerguss in signifikanter Weise. Es kann sich dabei auch nicht nur um einen sogenannten Placeboeffekt handeln (d. h. die erhoffte Wirkung tritt lediglich im Glauben an die Wirksamkeit des Präparates ein): In einer Gruppe, die ein identisch aussehendes Scheinmedikament erhielt, ließ sich dieser Effekt nicht erzielen.

Allerdings kommt Gefahr aus einer anderen Richtung: In einer amerikanischen Untersuchung wurde festgestellt, dass ein überhöhter Koffeinkonsum von Frauen während der Schwangerschaft bei deren erwachsenen Söhnen zu einer deutlich verminderten Spermienzahl führt. Die Forscher verfolgten dazu in einer der seltenen Langzeitstudien letztendlich 196 Männer, die in den Jahren 1959–1967 geboren wurden, und untersuchten deren Spermaproben, als diese zwischen 38 und 47 Jahre alt waren. Männer, deren Mütter während der Schwangerschaft mehr als 5 Tassen Kaffee pro Tag tranken, hatten im Durchschnitt 16 Millionen Spermien weniger im Vergleich zu jenen Söhnen, deren Mütter keinen Kaffee während der Schwangerschaft konsumierten. Außerdem verminderte sich die Beweglichkeit der morphologisch unauffälligen Spermien um bis zu 25 %. Das sind beides Faktoren, die eine erfolgreiche Befruchtung einer Eizelle erschweren. Der mütterliche Nikotin- oder Alkoholkonsum hatte dabei keinen Einfluss, ebenso wie der eigene Koffeinkonsum der Söhne oder deren Väter.

Eine verzögerte oder erschwerte Empfängnis kann jedoch nicht nur an der männlichen Samenqualität scheitern. Obwohl z. B. eine frühe dänische Studie keinen Zusammenhang zwischen Koffeinkonsum während der Schwangerschaft und verzögerten Eintritt einer Schwangerschaft feststellen konnte, fand man bei einer nachfolgenden europäischen multizentrischen Studie an über 300 schwangeren Frauen heraus, dass ein Konsum von mehr als 500 mg Koffein pro Tag

Koffein verzögert die Ejakulation

Verzögerte Empfängnis

die Wartezeit bis zum Eintritt der ersten Schwangerschaft um 11% verlängert. In einer amerikanischen Studie hatten Frauen, die mehr als 300 mg Koffein pro Tag zu sich nahmen, während jedes Zyklus eine 27% geringere Chance für eine Empfängnis, als jene Frauen, die kein Koffein zu sich nahmen.

Die unterschiedlichen Ergebnisse lassen sich wahrscheinlich dadurch erklären, dass in einem Teil der Untersuchungen nicht erfasst wurde, ob die Frauen auch Raucherinnen waren – Nikotin hat einen negativen Effekt auf die Zeit bis zur Empfängnis; in einigen Studien wurde auch nicht erhoben, wie oft es überhaupt zum Geschlechtsverkehr im beobachteten Zeitraum kam, was ja wohl die Hauptursache für eine nicht erfolgte Schwangerschaft darstellen sollte. Allerdings konnte auch bei Nichtraucherinnen ein Dosis-Wirkungs-Zusammenhang festgestellt werden: Je mehr Koffein konsumiert wird, desto mehr sinkt die Wahrscheinlichkeit einer Schwangerschaft. Die Ursache dafür dürfte darin liegen, dass der Transport der Eizelle nicht nur durch einen in Richtung Gebärmutter gerichteten Flüssigkeitsstrom erfolgt, sondern auch durch Bewegungen der Muskeln im Eileiter. Koffein senkt die Aktivität bestimmter Schrittmacherzellen im Eileiter, was in der Folge zu geringeren Kontraktionen des Eileiters führt. Auch dieser Effekt ist dosisabhängig – wobei derartige Studien aus ethischen Gründen nur bei weißen Mäusen möglich sind. In Bezug auf Schwangerschaft unterscheiden wir uns von weißen Mäusen allerdings weniger als uns lieb ist. Ein weiterer Faktor könnte in der erhöhten Ausschüttung von Östrogen liegen, wenn Frauen mehr als 500 mg Koffein pro Tag zu sich nehmen. Außerdem beeinträchtigt Kaffee auch die Aufnahme von Eisen, was ebenfalls zu einer reduzierten Schwangerschaftswahrscheinlichkeit beitragen könnte.

Sollte also eine Schwangerschaft geplant sein, müssen sowohl Männer als auch Frauen auf den Frühstückskaffee und -tee wohl nicht verzichten, mit der nachmittäglichen Jause sollte man allerdings schon vorsichtiger sein – und vor allem sollte man nicht vergessen, dass auch Schokolade Koffein beinhaltet!

4.3   Koffein während der Schwangerschaft: welchen Einfluss Koffein auf uns bereits vor der Geburt hat

Schwangerschaft

Beim Fötus einer gesunden Frau wird in der 15. Schwangerschaftswoche bei einer Routineuntersuchung ein deutlich beschleunigter Puls festgestellt. Daraufhin läuft die gynäkologische

Untersuchungsmaschinerie an, bei der Mutter breitet sich Angst aus, dass mit dem Ungeborenen etwas nicht stimmen könnte, dass es bei oder nach der Geburt Probleme geben könnte. Alle Untersuchungen bleiben ergebnislos, was die Angst noch weiter erhöht, bis endlich jemand die Frau nach ihren Ernährungsgewohnheiten befragt. Es stellt sich heraus, dass ihr eine Freundin zum Konsum von grünem Tee statt Kaffee geraten hatte, da dies in der Schwangerschaft deutlich besser sei, da ja grüner Tee wesentlich weniger Koffein beinhalte (meist ein Irrglaube). Daraufhin hatte sie sich daran gewöhnt, bis zu 6 Tassen gesunden Grüntee pro Tag zu konsumieren. Mit dem Absetzen des Koffeinkonsums normalisierte sich auch der Herzschlag des Ungeborenen. Keiner der betreuenden Fachkräfte hatte je mit ihr über ihren Koffeinkonsum gesprochen …

Während im Rahmen der Schwangerschaftsberatung andere Genuss- und Suchtmittel meist thematisiert werden, findet Koffein – wenn überhaupt – nur am Rande Erwähnung. Koffein kann jedoch die Plazenta passieren, womit sich im fötalen Blutserum ähnliche Koffeinkonzentrationen wiederfinden, wie im Serum der Mutter. Außerdem erfolgt der Koffeinabbau bei Schwangeren langsamer, während Föten das Koffein ebenfalls nur sehr langsam abbauen können. Daher liegt es nahe anzunehmen, dass sich die Auswirkungen des Koffeins auf den Fötus potenzieren. Schon 20 Minuten nachdem eine schwangere Frau Koffein konsumiert hat, beginnt sich der Fötus vermehrt zu bewegen und dessen Herz beginnt schneller zu schlagen. Bereits ab 200 mg Koffein wird die Durchblutung der Plazenta beeinträchtigt.

Es ist wohl kein Zufall, dass sich vor allem Forschergruppen in den nordeuropäischen Ländern mit den Auswirkungen von Koffein auf Fruchtbarkeit und Schwangerschaft beschäftigt haben – sind dies doch die Länder mit dem höchsten Koffeinkonsum weltweit.

Eine der Studien mit der größten Anzahl an untersuchten Frauen wurde in Norwegen durchgeführt. Insgesamt 59.123 Frauen, die nach einer unkomplizierten Schwangerschaft eine Lebendgeburt verzeichneten, wurden dazu untersucht. Der Koffeinkonsum wurde in der 17., 22. und der 30 Schwangerschaftswoche erhoben. Dabei konnte kein Zusammenhang zu einer eventuell verkürzten Schwangerschaft und dem Ausmaß des Koffeinkonsums festgestellt werden – diese Ergebnisse wurden auch durch eine Metaanalyse aller bis zum Jahr 2010 zu diesem Themenbereich vorhandenen Studien bestätigt. Eine nicht uninteressante Beobachtung war allerdings, dass Kaffee – nicht Koffein – zu einer marginal verlängerten Schwangerschaft führte (im Durchschnitt acht Stunden länger pro 100 mg Koffein aus Kaffee pro Tag).

Schwangerschaftsdauer

Geburtsgewicht

Allerdings hatte das Ausmaß des Koffeinkonsums einen deutlichen Einfluss auf das Geburtsgewicht – je höher der Koffeinkonsum, desto geringer das Geburtsgewicht – je nach Berechnung zwischen 20 und 28 g Körpergewicht je 100 mg Koffein pro Tag während der Schwangerschaft – und zwar unabhängig von Alkohol- und Nikotinkonsum! Eine etwas kleinere amerikanische Untersuchung bei knapp 8000 Schwangerschaften erbrachte ein ähnliches Ergebnis, wobei auch die Art und Weise des Koffeinkonsums beobachtet wurde. Teetrinkerinnen scheinen zwar etwas weniger aber ebenfalls betroffen. Kaffee und koffeinhaltige Erfrischungsgetränke verstärken den Effekt jedoch noch. Insgesamt ist also, auch aufgrund vieler anderer Arbeiten, davon auszugehen, dass mit der Menge des während der Schwangerschaft konsumierten Koffeins das Risiko eines verminderten Geburtsgewichtes ansteigt, aber dass das Ausmaß des Koffeinkonsums auch mit dem Ausmaß des Untergewichts (aber nicht der Körpergröße) korreliert. Je 100 mg Koffein, das pro Tag während der Schwangerschaft mehr konsumiert wird, steigt die Wahrscheinlichkeit, dass der Säugling mit Untergewicht geboren wird um 3%.

Spontanabort

Leider ist jedoch nicht nur das Geburtsgewicht betroffen. Koffein dürfte auch die Wahrscheinlichkeit für Spontanaborte erhöhen. Eine Studie aus dem Jahr 2015 konnte anhand von über 700 beobachteten Spontanaborten zeigen, dass das Risiko für einen Spontanabort ab mehr als 100 mg Koffein pro Tag, je nach konsumierter Menge, zwischen 23% und über 60% steigen kann. Dies gilt nicht nur für Kaffee, sondern auch für Tee: So wurde in Japan bei jenen Frauen, die ihr Koffein nahezu ausschließlich über japanischen und chinesischen Tee zu sich nehmen, festgestellt, dass die Gefahr eines Spontanabortes steigt – und zwar schon ab einer Tasse Tee pro Tag um über 10%. Bezüglich der Gefahr von Totgeburten durch Koffein sind die Ergebnisse etwas heterogen. Das dürfte daran liegen, dass in einigen Studien nur der Koffeinkonsum aus Kaffee erhoben wurde. Werden auch andere Koffeinquellen berücksichtigt, gibt es über die verschiedenen Studien betrachtet nur einen geringen, jedoch signifikanten Zusammenhang. Je mehr Koffein während der Schwangerschaft zu sich genommen wird, desto höher die Wahrscheinlichkeit einer Totgeburt. Eine aktuelle Übersichtsarbeit, die alle wissenschaftlich relevanten Studien der letzten Jahre berücksichtigt und den Verlauf von mehr als 130.000 Schwangerschaften untersuchte, kommt zum Schluss, dass mit jeden 100 mg Koffein, die pro Tag mehr konsumiert werden, die Wahrscheinlichkeit eines Spontanabortes oder einer Totgeburt um durchschnittlich 7% steigt.

Insgesamt scheint überhöhter Koffeinkonsum also die Gefahr einer spontanen Schwangerschaftsbeendigung oder einer Totgeburt zu erhöhen – nicht sehr dramatisch, doch statistisch signifikant. Überlebt der Fötus die Schwangerschaft, wird das Kind bei einem erhöhten Koffeinkonsum mit zu geringem Gewicht geboren.

Trotz all dieser doch recht bedenklichen Auswirkungen auf Geburtsgewicht und Abortgefahr scheint Koffein gegenüber anderen Drogen, wie etwa Alkohol, zu keinen angeborenen Missbildungen zu führen. Obwohl Koffein aufgrund seiner chemisch-strukturellen Ähnlichkeit mit DNA-Bestandteilen (nämlich Adenin und Guanin) die DNA von Pflanzen und auch menschliche Zellkulturen im Reagenzglas schädigen kann, gibt es keinerlei verlässliche Belege dafür, dass übliche, oder sogar höhere Mengen von Koffein während der Schwangerschaft zu irgendeiner Art von körperlichen Missbildungen bei Neugeborenen führen könnten.

Es gibt nur Studien an Mäusen, die einen teratogenen Effekt z. B. auf die Gefäßbildung zeigen: Dazu mussten allerdings 250 mg Koffein pro kg Körpergewicht verabreicht werden. Das würde bei einer etwa 70 kg schweren Frau bedeuten, dass sie an die 175 Tassen Kaffee pro Tag trinken müsste, bevor eine Schädigung in Erwägung gezogen werden kann – eine Dosis, die für einen Menschen, in kurzer Zeit konsumiert, bereits lebensbedrohlich sein kann. Nur eine Studie konnte zeigen, dass die bei Mäusen beobachteten Fehlbildungen bei Gliedmaßen auch bei menschlichen Neugeborenen auftauchen könnten, allerdings war der Zusammenhang sehr schwach und es konnte auch kein Zusammenhang zwischen dem Ausmaß des während der Schwangerschaft konsumierten Koffeins und der Schädigung der Gliedmaßen festgestellt werden. Vereinzelte Studien, die diverse Missbildungen in Zusammenhang mit Koffein bringen, sind in ihren Ergebnissen sehr inkonsistent (z. B. dass Koffein aus Tee einen protektiven Effekt, aber Koffein aus Kaffee einen schädigenden Effekt hinsichtlich einer Spina bifida, einem offenen Neuralrohr, haben, aber nur bei einem mittleren Konsum) und weisen meist methodische Mängel auf – z. B. wurde der Folsäurespiegel nicht erhoben, der einen wesentlichen Einfluss auf Missbildungen haben kann. Einzelne Missbildungen als teratogene Wirkung einer Droge sind außerdem hochgradig unplausibel, da schädigende Drogen meist zu einem sogenannten „teratogenen Syndrom" führen und kaum zu einzelnen isolierten Fehlbildungen.

Aus Tierversuchen – Versuche am Menschen verbieten sich aus ethischen Gründen – ist jedoch bekannt, dass mütterlicher Koffeinkonsum die Gehirnbildung beeinflusst. Vor allem der Hippocampus und dort aktive Nervenbotenstoffe scheinen betroffen zu sein. Da

Missbildungen

Intelligenzquotient

der Hippocampus unter anderem auch für bestimmte Lernvorgänge von Bedeutung ist, hatten Mäuse, deren Müttern Koffein verabreicht wurde, Schwierigkeiten in dem für sie wichtigen räumlichen Lernen. Eine rezente Studie an Menschen konnte allerdings einen Zusammenhang zwischen dem Koffeinkonsum einer werdenden Mutter und dem Intelligenzquotient (IQ) ihrer 5 einhalbjährigen Kinder feststellen. Auch wenn man andere Einflussgrößen auf den IQ, wie etwa Alkohol oder Nikotinkonsum, Schwangerschaftskomplikationen, Bildungsniveau der Eltern etc., berücksichtigt: Ein Konsum von mehr als 200 mg hängt mit einem niedrigeren IQ zusammen.

Auch Untersuchungen auf die spätere Entwicklung oder Erkrankungshäufigkeit von Kindern, deren Mütter während der Schwangerschaft Koffein konsumiert haben, liefern nur mäßig einheitliche Ergebnisse. So gibt es widersprüchliche Ergebnisse für den Zusammenhang zwischen plötzlichem Kindstod und Koffeinkonsum, bei den meisten – aber nicht allen – Studien könnte das gehäufte Auftreten durch andere Faktoren erklärt werden. Ein hoher Koffeinkonsum ist meist auch mit vermehrtem Nikotinkonsum und eventuell auch Alkoholkonsum verbunden – beides Faktoren, die die Wahrscheinlichkeit eines plötzlichen Kindstods deutlich steigern.

Übergewicht bei Kindern

Einige Beobachtungen stützen auch die Annahme, dass mütterlicher Koffeinkonsum während der Schwangerschaft das Diabetesrisiko bei deren Kindern erhöhen könnte. Koffein beeinträchtigt die Insulinausschüttung in den Beta-Zellen der Bauchspeicheldrüse und kann damit das Auftreten eines Typ-II-Diabetes (d. h. einer durch Ernährungsgewohnheiten erworbenen Diabeteserkrankung) in einem späteren Lebensalter bei Kindern begünstigen. Außerdem konnte gezeigt werden, dass eine In-utero-Exposition mit Koffein zu einem immerhin um 87% erhöhten Risiko führt, dass deren Kinder bis zum 15. Lebensjahr Übergewicht entwickeln. Je mehr Koffein konsumiert wird, desto höher ist die Wahrscheinlichkeit. Schon mehr als 150 mg an Koffein pro Tag während der Schwangerschaft verdoppeln die Wahrscheinlichkeit eines erhöhten BMI – und ein erhöhter Body Mass Index ist wiederum ein Risikofaktor für einen Typ-II-Diabetes. Andererseits gibt es auch Studien, die dem Koffeinkonsum bei Erwachsenen wieder einen schützenden Effekt hinsichtlich einer Diabeteserkrankung bescheinigen …

Leukämie

Eine kürzlich veröffentlichte Zusammenschau wissenschaftlicher Literatur kommt auch zu dem Schluss, dass mütterlicher Koffeinkonsum während der Schwangerschaft bei deren Kindern die Wahrscheinlichkeit bestimmter Formen kindlicher Leukämie (akute Leukämie mit ihren Subtypen lymphoblastische und myeloische Leukämie) führen kann – einer bösartigen Erkrankung des blutbildenden Systems, das umgangssprachlich als „Blutkrebs" bezeichnet

wird, deren Auftreten in den letzten Jahrzehnten bei Kindern zuge-
nommen hat. Die Wahrscheinlichkeit des Auftretens einer akuten
kindlichen Leukämie steigt ab einem Konsum von über 2–3 Tassen
Kaffee pro Tag dosisabhängig je nach Form der Leukämie um das
1,5 bis 2,5Fache. Dieser Zusammenhang gilt für alle koffeinierten Getränke außer Tee. Bei Frauen, die während der Schwangerschaft Tee trinken, konnte dieser Zusammenhang nicht festgestellt
werden. Im Gegenteil, das Risiko für deren Kinder sinkt sogar um
ca. 15%. Trotzdem scheint Koffein der tatsächlich auslösende Faktor
dafür zu sein, da Koffein auch ein sogenannter Topoisomerase-II-
Hemmer ist („Topoi" griechisch für „Ort"), eines Enzyms, das für
die räumliche Anordnung von DNA-Molekülen zuständig ist und
somit das Ablesen der Information (Transkription) aus der DNA
erst ermöglicht. Dieser Umstand wird mit Abweichungen und Orts-
veränderungen in bestimmten Bereichen des sogenannten MLL-
Gens während der Schwangerschaft in Verbindung gebracht. Eben-
diese Veränderungen werden sehr oft bei Kindern mit Leukämie
gefunden.

In Tee befindet sich einerseits im Regelfall weniger Koffein als
in Kaffee oder koffeinierten Erfrischungsgetränken, weswegen die
Autoren annehmen, dass sich daher dieser Effekt bei Teetrinkerinnen – so wie bei Müttern die weniger Kaffee konsumieren – nicht
nachweisen lässt. Der geringgradig positive Effekt bei Teetrinkerinnen lässt sich möglicherweise dadurch begründen, dass sich
in Tee vermehrt Polyphenole finden, die, zumindest in Tierversuchen, der Krebsbildung entgegenwirken und sich in vielen Pflanzen unter anderem besonders in grünem Tee wiederfinden. Die
Autoren fanden noch zusätzlich Belege dafür, dass dieser negative
Effekt des Koffeins bei Tabak rauchenden Müttern noch verstärkt
wird, da Nikotin den Koffeinabbau beschleunigt und daher mehr
Koffein für dieselbe Wirkung konsumiert werden muss. Sehr gesichert ist diese Erklärung allerdings nicht, da andere Autoren wieder
das genaue Gegenteil davon berichten, nämlich dass Kinder nicht-
rauchender Mütter etwas mehr gefährdet sind …

Ein ähnlicher Effekt konnte für Hirntumoren bei Kindern nachgewiesen werden. Ein Kaffeekonsum von mehr als 2 Tassen pro Tag
bei schwangeren Frauen kann die Wahrscheinlichkeit des Auftretens
ebenfalls um ca. das 2,5-Fache erhöhen, Teekonsum erhöht auch
hier die Wahrscheinlichkeit eines Hirntumors bei Kindern nicht. Ein
sehr seltener Tumor der Hirnkammern oder des Rückenmarkkanals,
das sogenannte Ependymom, dürfte ebenfalls durch einen erhöhten
Koffein- oder Teekonsum der werdenden Mutter ungünstig beeinflusst werden – hier fällt offensichtlich der schützende Effekt der
zusätzlichen Inhaltsstoffe im Tee weg. Allerdings sind die Fallzahlen

Hirntumor

durch das sehr seltene Auftreten dieses Tumors des Zentralnervensystems sehr gering, so dass dieser Zusammenhang nur über eine beschränkte statistische Zuverlässigkeit verfügt.

ADHS

Während der letzten Jahrzehnte ist die sogenannte ADHS (Aufmerksamkeits-Defizit-Hyperaktivitäts-Störung) in den Mittelpunkt elterlichen Interesses gerückt und ob das mütterliche Ernährungsverhalten während der Schwangerschaft dabei eine Rolle spielen könnte. Dabei ist es natürlich naheliegend, an Koffein zu denken. Bisher konnten Studien jedoch keinen überzeugenden Beweis erbringen, dass Koffein während der Schwangerschaft zu krankheitswertigen Aufmerksamkeits- und Hyperaktivitätsstörungen führt. Allerdings konnte ein, wenn auch kleiner jedoch sehr robuster Beleg dafür gefunden werden, dass eine gewisse, noch nicht krankheitswertige Hyperaktivität bei 18-Monate alten Kindern mit dem Koffeinkonsum der Mutter während der Schwangerschaft zusammenhängen könnte. Dieser Effekt ließ sich jedoch überwiegend auf den Konsum von koffeinierten Erfrischungsgetränken zurückführen und weniger auf andere Koffeinquellen oder ein anderes Ernährungs- oder Konsumverhalten. Warum es gerade Erfrischungsgetränke sind und nicht Tee oder Kaffee, die diesen Effekt hervorrufen, können die Autoren nicht wirklich überzeugend erklären. Jedenfalls scheint die Wirkung weniger auf Koffein, als auf andere Inhaltsstoffe von Softdrinks zurückzuführen sein, wobei über künstliche Süßstoffe als Ursache spekuliert wird.

Entzugserscheinungen bei Säuglingen

Wie bei anderen Drogen auch können Säuglinge unmittelbar nach der Geburt – sobald sie vom mütterlichen Blutkreislauf getrennt sind und somit nicht mit der entsprechenden Droge versorgt werden – an einem Koffeinentzug leiden. Sie zeigen dabei im Wesentlichen ähnliche Symptome wie auch Erwachsene. Allerdings konnte dieser Effekt nur bei einem sehr hohen Koffeinkonsum der werdenden Mutter beobachtet werden. Er entsprach ungefähr 15 Tassen Kaffee pro Tag.

Insgesamt ist also davon auszugehen, dass unter Umständen die Empfehlungen der europäischen Ernährungsagentur, die 200 mg Koffein pro Tag während einer Schwangerschaft als unbedenklich einschätzt, doch etwas kritischer gesehen werden müssen.

4.4   Koffein in der Wiege: wie Koffein bereits ab unseren ersten Lebenstagen auf uns wirkt

Koffein in der Muttermilch

Die meisten Kinder sind – wenn schon nicht vorgeburtlich – zumindest unmittelbar nach der Geburt mit Koffein konfrontiert: in der Muttermilch. Obwohl, wie bereits erwähnt, während der

Schwangerschaft Koffein deutlich langsamer abgebaut wird, normalisieren sich diese Werte jedoch innerhalb der ersten Woche nach der Geburt – beim Säugling bleibt der Abbau jedoch weiterhin deutlich verlangsamt. Kumulativ können daher beim Säugling deutlich höhere Werte erreicht werden, als es der eigentlichen Koffeinaufnahme der Mutter entspricht. Da die Koffeinmenge in der Brustmilch allerdings geringer ist als im Blutserum, wird damit auch weniger Koffein verabreicht als angenommen. Nach 150 mg Koffein (1–2 Tassen Kaffee) erreicht der Koffeinanteil in der Milch lediglich 1–1,5 mg pro Liter Milch, wobei der höchste Wert ungefähr eine Stunde nach der Aufnahme erreicht wird. Ob dieses Ausmaß an Koffein für den Säugling allerdings schädlich ist, ist fraglich. Es gibt einzelne Fallberichte, dass bei sehr hohem Koffeinkonsum der Mutter bei brustgefütterten Säuglingen koffeinbezogene Symptome auftreten können. So wird berichtet, dass ein 6 Wochen alter Säugling einen erhöhten Muskeltonus, deutliches Zittern und Unruhe zeigte. Bei näherer Exploration zeigte sich, dass die Mutter pro Tag 4–5 Tassen Kaffee plus 1 – 1,5 l Cola getrunken hatte. Mit dem Absetzen jeglicher koffeinhaltiger Nahrungsmittel verschwanden auch die Symptome beim Kind.

Weiters wird immer wieder von unruhigen, leicht irritierbaren und reizbaren Säuglingen berichtet, deren Symptome mit dem Absetzen der „koffeinierten" Muttermilch verschwanden. Wissenschaftlich validere Studien gibt es lediglich zum Thema „Brustfütterung und Schlafqualität" bei Säuglingen. Frauen, die mehr als 300 mg Koffein zu sich nahmen, berichteten über ein etwas häufigeres Aufwachen ihrer 3 Monate alten Säuglinge, aber der Unterschied war statistisch nicht signifikant. Möglicherweise schädigt Koffein aber auf eine andere Weise: Mütter, die täglich mehr als 450 mg an Koffein zu sich nahmen, hatten geringere Eisenwerte in der Brustmilch und die Hämoglobin- und Hämatokrit-Werte der Säuglinge waren geringer als jene der Säuglinge von „koffeinabstinenten" Müttern. Überhöhter Koffeinkonsum könnte also möglicherweise zu einer Anämie, einer „Blutarmut", bei Säuglingen führen, wodurch die Sauerstofftransportkapazität des Blutes eingeschränkt wird.

4.5 Warum Cola vielleicht doch nicht so gut für unsere Kinder ist: Koffein in der Kindheit

Obwohl Koffeinkonsum im Erwachsenenalter als verhältnismäßig unbedenklich gilt (warum dies nicht immer gilt siehe ▶ Kap. 6 über psychiatrische Erkrankungen und ▶ Kap. 7 über Abhängigkeit), wird Koffeinkonsum in der Kindheit zunehmend problematisiert, da koffeinierte Softdrinks in den letzten Jahrzehnten zunehmende Verbreitung gefunden haben. Kinder und Jugendliche sind jene Altersgruppe mit dem höchsten Zuwachs an Koffeinkonsumenten in den letzten 30 Jahren – immerhin steigerte sich der Anteil um über 70%, was nicht zuletzt mit dem Aufstieg und dem Marketing sogenannter „Energydrinks" zu tun haben dürfte. Allerdings liegen nur wenige Untersuchungen zum Koffeinkonsum von Kindern vor und noch weniger über die tatsächliche Gefährdung der gesundheitlichen Entwicklung von vor allem jüngeren Kindern durch Koffein. Eine vor einigen Jahren in Deutschland durchgeführte Studie konnte bei 10- bis 12-jährigen Kindern keinen nennenswerten Koffeinkonsum beobachten. Dieser stieg erst ab dem 15./16. Lebensjahr deutlich an, obwohl es vereinzelt auch Kinder gab, die deutlich über der von der europäischen Ernährungsagentur (EFSA) empfohlenen Grenzmenge von 3 mg Koffein pro kg Körpergewicht bei unter 10-Jährigen lag.

Empfohlene Koffeinmenge für Kinder

Da es jedoch keine allgemeingültigen wissenschaftlich fundierten Empfehlungen gibt, hat die EFSA den Grenzwert, der für Erwachsene gilt, für Kinder in etwa halbiert (für gesunde Erwachsene werden 5,7 mg pro kg Körpergewicht empfohlen). Die Empfehlungen der „British Dietetic Association" erlauben bis zu 2,5 mg pro kg Körpergewicht – das wären 1–2 Tassen Tee oder eine kleine Tasse Kaffee – je nach Zubereitung und Körpergewicht.

Erhöhte Angstbereitschaft

In anderen europäischen Ländern liegt der Anteil der Kinder, der über 3 mg/kg pro Tag konsumiert, zwischen 6% und 12,6%. Die Auswirkungen auf Leistung und Verhalten wurden dabei kaum untersucht. Die wenigen vorliegenden Studien konnten wie auch bei Erwachsenen zeigen, dass das Ausmaß der Auswirkungen und der Verhaltensänderungen, die auftreten können, wohl von der Menge des bereits zuvor habituell konsumierten Koffeins abhängen. Kinder mit hohem Konsum (bis zu 500 mg pro Tag) zeigen im Entzug höhere Angstscores und ein geringeres autonomes Erregungsniveau mit schlechteren Reaktionszeiten, während bei Kindern, die zuvor kein Koffein konsumiert hatten, Unruhe und Unaufmerksamkeit bei bereits mäßigem Koffeinentzug zunahmen. Bei Schulkindern konnten im Vergleich zu einer Placebogruppe allerdings nicht nur negative Effekte beobachtet werden, sondern auch eine Verbesserung der kurzfristigen Erinnerungsleistung, allerdings auch hier auf Kosten einer erhöhten Angstbereitschaft. Insgesamt kann davon ausgegangen werden, dass ab einem Konsum von über 5 mg/kg Körpergewicht pro Tag bei Kindern unter 10 Jahren Entzugserscheinungen verbunden mit Angstzuständen auftreten können.

Reduzierter Schlaf

Jedoch kann bereits ein geringerer Konsum von nur einem koffeinierten Softdrink am Nachmittag bei Schulkindern zu einem reduzierten Schlaf führen. Auch wenn 15 Minuten weniger Schlaf pro Nacht nicht sehr viel klingen, ist dies bei Kindern mit einem erhöhten Schlafbedürfnis doch von Relevanz. Bei jüngeren Kindern zwischen 3 und 6 Jahren steigert sich dieser Effekt auf bis zu 42 Minuten weniger Schlaf. Dieser Effekt ist dosisabhängig – je höher der Koffeinkonsum des Kindes, desto geringer die Schlafdauer, die Dauer bis zum Wiedereinschlafen nach nächtlichem Erwachen, und desto höher die morgendliche Müdigkeit. Außerdem vermindert sich auch die Schlafqualität – es kommt zu einer geringeren Schlaftiefe. Da die Schlafqualität für die Neustrukturierung des Hirns vor allem bei Kindern und Jugendlichen ausschlaggebend ist und das Einprägen neuer Lerninhalte in das Langzeitgedächtnis im Schlaf geschieht, ist das für Kinder und Jugendliche ein durchaus auch im Hinblick auf die Schulleistung zu beachtender Faktor. Zusammengefasst nimmt es daher nicht wunder, dass Kinder mit hohem Koffeinkonsum über mehr Ängste und depressive Symptome berichten als Kinder mit einem niedrigeren Konsum – auch wenn man viele zusätzliche Faktoren wie demographische Einflussgrößen, allgemeine Ernährungsgewohnheiten und ähnliches berücksichtigt.

Kinder kennen Koffeingehalt nicht

Da auch noch 11- bis 12-jährige Kinder massive Schwierigkeiten haben, den Koffeingehalt der von ihnen bevorzugten Softdrinks zu identifizieren und teilweise auch von manchen Getränken gar nicht wissen, dass diese Koffein enthalten, haben sie auch keinen Überblick über die konsumierten Mengen. Es ist zweifelhaft, ob eine Ausweitung und Verschärfung der teilweise bereits bestehenden Kennzeichnungspflicht etwas daran ändern würde. Es wäre jedoch wohl ratsam, den Umgang mit Koffein in die schulische Suchtprävention miteinzubeziehen.

Koffein steigert das Verlangen nach Zucker

Ein höherer Koffeinkonsum könnte auch in Zusammenhang mit einem anderen Gesundheitsproblem bei Kindern und Jugendlichen stehen, der auf den ersten Blick nicht sonderlich plausibel erscheint: Übergewicht. Koffein wird nämlich eher in Zusammenhang mit Gewichtsabnahme gebracht, wobei sich die Studien noch widersprechen. Während bei weißen Mäusen die Angelegenheit geklärt ist, konnte bei Menschen nur in vereinzelten Studien nachgewiesen werden, dass eine zusätzliche Koffeinaufnahme bei einer kalorienreduzierten Diät die Gewichtsabnahme begünstigt. Koffein spielt hier auch nur eine untergeordnete Rolle; das Hauptproblem ist Zucker. Koffeinhaltige Getränke, die von Kindern konsumiert werden, beinhalten zumeist höhere Mengen an Zucker und das Ausmaß des Konsums zuckerhaltiger Getränke steht in engem Zusammenhang zu Übergewicht. Zucker ist eine „natürliche Belohnung", die in unserem Gehirn ähnliche Bereiche und neurochemische Veränderungen beeinflusst wie Kokain, Nikotin oder andere Abhängigkeit verursachende Drogen. Zucker aktiviert das sogenannte „dopaminerge System". Er führt zu einer vermehrten Ausschüttung von Dopamin in bestimmten Bereichen des Gehirns. Wobei Dopamin nicht allein das „Glückshormon" an sich ist, wie es immer wieder versucht wird darzustellen, sondern eher ein „Ankündigungshormon", das eher mit dem Motivations- und Belohnungssystem des Mittelhirns in Verbindung steht und nicht als „Antidepressivum" gesehen werden sollte. Es wird immer dann ausgeschüttet, wenn wir uns – zumindest aus der neurochemischen Sichtweise des Gehirns – etwas Gutes tun.

Da bereits bekannt ist, dass Koffein das Verlangen nach anderen Drogen, wie etwa Nikotin, verstärken kann, könnte es auch das Verlangen nach Zucker verstärken. Damit könnte diese Kombination zu einer Präferenz zuckerhaltiger koffeinierter Getränke in einem späteren Lebensalter führen – zumindest verstärkt Koffein Geschmacksvorlieben für gesüßte Getränke bei Erwachsenen – daher ist anzunehmen, dass dies für Kinder noch mehr gilt. Jedenfalls scheint das Argument der Getränkeerzeuger, dass Koffein wegen des Geschmacks beigefügt wird, nicht sehr nachvollziehbar, da Menschen kaum in der Lage sind, in Blindversuchen koffeinierte Getränke von nicht-koffeinierten Getränken geschmacklich zu unterscheiden.

Beeinträchtigte Gehirnentwicklung?

Koffein könnte bei Kindern am Beginn der Pubertät auch weitreichendere physiologische Auswirkungen haben. Je höher der Koffeinkonsum von Kindern, desto höher auch deren Blutdruck. Ein weit schwerwiegenderer Verdacht hat sich jedoch erst in den letzten Jahren verstärkt: Koffein könnte die Gehirnentwicklung bei Jugendlichen beeinträchtigen. Das jugendliche Gehirn ist keineswegs ausgereift und Teile der Gehirnentwicklung sind erst nach dem 20. Lebensjahr abgeschlossen. Jene Gehirnteile, die am spätesten ausreifen, sind der orbitofrontale Cortex, ein Teil des Stirnhirns und der Schläfenlappen. In diesen Bereichen finden sich auch Adenosinrezeptoren, jene Rezeptoren auf die Koffein überwiegend wirkt. Sie können daher theoretisch von Koffein, das von außen auf diese Rezeptoren wirkt, beeinflusst werden. Erste Tierstudien liefern Hinweise darauf, dass dies der Fall sein könnte und die Gehirnentwicklung durch Koffein verzögert wird – und zwar über den Umweg der Schlafstörungen. Die Restrukturierung, die Anpassung von Anzahl und Struktur der Synapsen, der Nervenverbindungen in unserem Gehirn, erfolgt nämlich während der Tiefschlafphasen – sind letztere weniger vorhanden, werden auch diese strukturierenden Prozesse gestört.

Aus einer großen Anzahl von Studien ist bekannt, dass ein bereits bei Kindern zu beobachtendes risikofreudiges Verhalten und sogenanntes „sensation seeking", dem Bedürfnis nach dem „Kick", nach intensiven emotionalen Erlebnissen in Zusammenhang mit einem frühen Probierverhalten und damit auch in einem frühen Einstieg in den Drogengebrauch steht. Koffeinkonsum bei Jugendlichen steht in einem engen Zusammenhang mit impulsivem Verhalten und eben diesem „sensation seeking", aber auch mit aggressivem Verhalten und gehäuft auftretenden Erziehungsproblemen. Jugendliche scheinen Koffein dazu zu verwenden, um dieses „sensation seeking", das während der Pubertät mehr oder weniger Normalzustand ist, zu verstärken und begeben sich damit auch verstärkt in gesundheitsgefährdende und unfallträchtige Risikosituationen. Dies sind allerdings nur Korrelationsstudien und nach allem was in Zusammenhang mit anderen Drogen bekannt ist, dürfte Koffein wohl nicht die Ursache dafür sein, sondern eher als eine Art „Selbstmedikation" verwendet werden, um die Bedürfnisse nach einem erhöhten Erregungszustand, einem „Kick", zu befriedigen. Trotzdem wäre dies ein zusätzliches Argument, um Koffein in der allgemeinen Suchtprävention vermehrt Aufmerksamkeit zu schenken.

Sensation seeking

4.6 Kick und Action – schädliche Wirkungen des Koffeins bei Jugendlichen

Im Herbst 2010 landeten 9 Studenten einer Washingtoner Universität nahezu komatös in der Notaufnahme eines Krankenhauses, kurz darauf wurden nochmals 12 Studenten in Pennsylvania in einem ähnlichen Zustand in die Notaufnahme gebracht. Dies geschah kurz nachdem in den USA ein in Dosen abgefülltes Getränk auf den Markt kam, in welchem relativ hohe Mengen von Koffein (240 mg pro Dose) mit Alkohol kombiniert wurden. Diese Getränke haben ihren Weg in dieser Form noch nicht in den deutschsprachigen Markt gefunden (außer in Form von koffeinhaltigen Bieren), jedoch ist die Kombination von Alkohol und sogenannten Energydrinks auch in Europa bei Jugendlichen äußerst beliebt. Im deutschsprachigen Raum existieren dazu kaum Veröffentlichungen, aber z. B. aus dem Wiener Raum ist dem Autor bekannt, dass Notärzte vor allem an den Wochenenden immer wieder zu Einsätzen gerufen werden, bei welchen sie mit Herzrhythmusstörungen bei Jugendlichen konfrontiert werden, die dann im Regelfall auf den kombinierten Konsum von Alkohol und einigen Dosen an Energydrinks zurückgeführt werden können.

Koffein und Alkohol

Nach allen derzeit für Deutschland, die Schweiz und Österreich vorliegenden Studien konsumieren Jugendliche im Durchschnitt jedoch signifikant weniger Koffein als Erwachsene. Das mag zwar nicht unserer unmittelbaren Lebenserfahrung entsprechen, liegt jedoch daran, dass Erwachsene ihre eigene Koffeinaufnahme in Form von Kaffee deutlich unterschätzen. Eine typische Dose Energydrink enthält etwas weniger Koffein als eine Tasse „kräftigen" Kaffees. Das Problem liegt also eher in der Kombination von Alkohol mit Koffein – aber warum ist diese Kombination, nicht nur für Jugendliche, so gefährlich?

- Koffein wirkt vor allem den sedierenden Effekten von Alkohol entgegen. Dadurch werden die Symptome einer Alkoholintoxikation – sprich einer Berauschung – erst deutlich später wahrgenommen. Im amerikanischen Raum hat sich dafür der Begriff „wide-awake drunkenness", etwa „hellwache Berauschung" etabliert.

- Der gemeinsame Konsum von Alkohol mit Koffein führt dazu, dass mehr Alkohol konsumiert wird, als man ursprünglich vor hatte, was wieder zu weiteren gesundheitlichen Gefährdungen durch den überhöhten Alkoholkonsum führen kann. Jugendliche, die Alkohol mit Energydrinks kombinieren, sind deutlich häufiger berauscht, als solche die Alkohol ohne zusätzliche Koffeinzufuhr trinken.

- Die enthemmende Wirkung von Alkohol in Kombination mit der antriebssteigernden Wirkung von Koffein führt zu einem deutlich risikoreicheren Verhalten. Studenten, die ein derartiges Trinkverhalten an den Tag legen, sind in etwa doppelt so stark gefährdet einen Motorradunfall zu haben oder sexuell übergriffig zu werden, wie Kommilitonen, die nur Alkohol ohne Koffein konsumiert hatten. Koffein bewirkt zwar, dass der hemmende Effekt des Alkohols auf die Reaktionszeit aufgehoben wird, allerdings eben nicht der enthemmende Effekt, wodurch die verbesserte Reaktionszeit ohne Effekt bleibt. Daher verschafft die Tasse Kaffee nach überhöhtem Alkoholgenuss nur eine Scheinsicherheit. Man fühlt sich zwar munterer, aber die Unfallgefahr steigt trotzdem an – sogar mehr, als wenn man keinen Kaffee getrunken hätte.

- Wie man mittlerweile aus einigen Zwillingsstudien weiß, unterliegt die Abhängigkeit von Koffein, Nikotin und Alkohol einem gemeinsamen genetischen Faktor. Wer schon einmal eine Behandlungseinrichtung für Suchtkranke besucht hat, wird sich darüber wohl kaum wundern – das Ausmaß an Koffein- und Nikotinkonsum bei Alkoholkranken liegt weit über dem Durchschnitt. Koffein verstärkt außerdem die belohnende Wirkung von Nikotin. Koffein könnte daher so etwas wie eine „Einstiegsdroge" für andere legale Drogen sein. Jedenfalls neigen koffeinkonsumierende Jugendliche nicht nur zu einem höheren Nikotinkonsum, sondern weisen auch häufigere und heftigere Berauschungen auf, was auch zu einer höheren Rate an Alkoholabhängigen bei jenen Jugendlichen führt, die täglich oder wöchentlich Energydrinks konsumieren. Außerdem konnte gezeigt werden, dass dem Gebrauch von illegalen Stimulanzien meist ein überhöhter Gebrauch an Energydrinks vorausgeht.

Abgesehen von der Kombination von Alkohol und Koffein, kann auch Koffein alleine zu gesundheitlichen Beeinträchtigungen bei Jugendlichen führen. Eine der häufigsten Herzerkrankungen bei Kindern und Jugendlichen ist die genetisch bedingte hypertrophe Kardiomyopathie – eine asymmetrische Verdickung des zumeist linken Herzventrikels, wobei diese manchmal auch relativ asymptomatisch verlaufen kann. Höhere Dosen von Koffein beschleunigen die Herzfunktion und sind für Kinder und Jugendliche, welche an dieser Krankheit leiden, somit potentiell schädlich.

Herzerkrankungen

Eine Folgewirkung betrifft nur Mädchen: Der häufige Konsum von koffeinhaltigen Softdrinks dürfte, auch unter Berücksichtigung anderer möglicher Einflussfaktoren, zu einem früheren Eintreten der Menarche, also dem ersten Auftreten der Regelblutung während der Pubertät führen. Dies gilt – nebenbei angemerkt – auch für einen überhöhten Konsum von Softdrinks, die mit künstlichen Süßungsmitteln versetzt wurden. Bei Softdrinks, die mit Zucker gesüßt wurden, konnte dieser Effekt nicht beobachtet werden. Da aufgrund des zunehmenden Schlankheitsideals unter jungen Mädchen verstärkt koffeinhaltige Getränke mit künstlichen Süßstoffen versetzt werden, kommt diesem Umstand besondere Bedeutung bei. Auf den ersten Blick scheint eine verfrühte Menarche nicht unbedingt bedenklich, da sich diese im Laufe der letzten 100 Jahre ohnehin im Durchschnitt um 2 Jahre vorverlegt hat. Diese Beschleunigung der sexuellen und physischen Entwicklung wird überwiegend auf die verbesserte Ernährung und die verbesserte gesundheitliche Versorgung zurückgeführt und nicht unbedingt negativ gesehen. Allerdings gibt es zunehmend Hinweise darauf, dass eine früh eintretende Menarche mit einer Vielzahl von Erkrankungen wie etwa Typ-II-Diabetes, nicht-alkoholischer Fettleber, kardiovaskulären Erkrankungen oder hormonbedingten Krebsarten in Zusammenhang steht. Eine durch Koffein noch früher stattfindende Menarche sollte uns daher doch etwas Bedenken verursachen.

Verfrühte Pubertät bei Mädchen

4.7   Ganz so schlimm ist es doch nicht – gesundheitsschädigende Wirkungen des Koffeins bei Erwachsenen

Die meisten dem Koffein zugeschriebenen schädlichen Nebenwirkungen beim gesunden Erwachsenen, wie z. B. massive Entwässerung, haben sich als nicht haltbar bzw. als deutlich weniger ausgeprägt als früher angenommen erwiesen. Die individuell erlebten negativen Wirkungen bei geringen Mengen Koffein wie etwa Herzklopfen, Unruhe oder Verdauungsbeschwerden lassen sich oft auf eine genetisch bedingte verminderte Verträglichkeit oder einen schlechteren Abbau von Koffein zurückführen. Trotzdem kann Koffein auch bei gesunden Menschen zu unerwünschten Reaktionen führen, oder an sich nicht weiter gefährdende Koffeinwirkungen bei Kranken unerwünschte Auswirkungen aufweisen.

4.7.1   Koffeinallergie

In sehr seltenen Fällen kann es auch zu anaphylaktischen Reaktionen, d. h. zu einer Allergie auf Koffein kommen. Diese Menschen leiden dann an den bei anderen Allergien üblichen Symptomen nach dem Konsum koffeinhaltiger Nahrungsmittel: Juckreiz, Urtikaria (juckenden erhabenen Ausschlägen), Atemnot und ähnlichem. In Anbetracht der Milliarden Menschen, die Koffein konsumieren, ist die Anzahl dieser Fälle allerdings sehr gering

4.7.2   Wenn es zu viel wird – Koffeinvergiftung

Symptome einer Koffeinüberdosis

Koffein kann, so wie jede andere Substanz, bei einer Überdosierung massive Nebenwirkungen hervorrufen. Da aber, wie bereits erwähnt, die Koffeinverträglichkeit individuell sehr unterschiedlich ist, können diese Nebenwirkungen bei sehr unterschiedlichen Mengen auftreten. Im medizinischen Sinn spricht man von einer Koffeinintoxikation dann, wenn unmittelbar vor dem Auftreten der Symptome deutlich mehr als 250 mg Koffein konsumiert wurden. Typische Symptome dabei sind:

- Unruhe
- Nervosität
- Schlaflosigkeit
- Gesichtsrötungen
- Gesteigerter Harndrang
- Muskelzuckungen

- Weitschweifiges Reden bis zum Verlust des Denkziels
- Psychomotorische Unruhe
- Herzrasen und „Herzstolpern"

Üblicherweise wird bei einer Einnahme von über 2 g Koffein ein Spitalsaufenthalt nötig. Zur Erinnerung: ein gute Tasse Kaffee enthält meist weniger als 100 mg Koffein. Da man daher mehr als 20 Tassen Kaffee in kürzerem Zeitraum konsumiert haben müsste, wird dieser Bereich meist mit Energydrinks oder Koffeintabletten erreicht. Die letale, also potentiell tödliche Dosis beginnt bei etwa 5 g. Allerdings sind die Berichte sehr dünn gesät und daher die Grenzwerte recht unsicher. Bei einem Suizid konnte durch das Auffinden leerer Koffeintablettenröhrchen nachgewiesen werden, dass ein 31-jähriger Mann nach der Einnahme von 9 g Koffein verstarb. Bei Menschen mit Vorerkrankungen könnte dieser Wert allerdings deutlich geringer sein.

4.7.3 Koffein und das Herz

Lange Zeit galt es als unumstößliche Wahrheit, dass Koffein den Blutdruck erhöht und somit zu einer Reihe von kardiovaskulären Erkrankungen führen kann. Zwar kann akuter Koffeinkonsum zu erhöhtem Blutdruck und Arrhythmien führen, chronischer jedoch eher nicht, oder sogar einen gewissen Schutzeffekt darstellen. Dies gilt für den gesunden Erwachsenen. Bei jüngeren Patienten, die schon an einem Bluthochdruck leiden, erhöht sich allerdings bereits bei einem moderaten Koffeinkonsum von 70–200 mg pro Tag die Wahrscheinlichkeit, einen Herzinfarkt zu erleiden. Ebenso ist diese Art von Risiko bei jenen Personen erhöht, die Koffein aufgrund einer Genvariante nur langsam abbauen können. Auch jüngere Menschen insgesamt (vor allem Afroamerikaner) leiden bei einem hohen Koffeinkonsum an einem erhöhten Blutdruck, was aber auch an der Tatsache liegen kann, dass diese generell einen ungesünderen Lebensstil pflegen. In einer amerikanischen Studie an Frauen konnte gezeigt werden, dass diese nur dann einen hohen Blutdruck aufwiesen, wenn sie ihr Koffein in Form von gezuckerten Softdrinks zu sich nahmen und nicht in Form von Kaffee. Das Herzinfarktrisiko hängt andererseits aber wieder vom Cholesterinspiegel ab und Koffein in Form von vor allem ungefiltertem Kaffee erhöht den Cholesterinspiegel. Und um die Angelegenheit nochmals zu verkomplizieren: Stress erhöht ebenfalls den Blutdruck. Eine Kombination mit Koffein kann dann wieder zu noch höherem Blutdruck führen, wobei das Geschlecht ebenfalls eine Rolle spielt.

Blutdruck

Schlaganfall

Was das Risiko eines Schlaganfalles betrifft, zeigen Metaanalysen, dass Tee, Kaffee und sogar Schokolade (alles Nahrungsmittel, die Koffein beinhalten) jedenfalls das Risiko eines Schlaganfalles nicht erhöhen, ja sogar mäßig senken könnten.

Insgesamt konnte eine Studie an mehr als 400.000 Menschen, die deren Krankheitsverlauf über viele Jahre mitverfolgte, zeigen, dass zumindest Kaffeekonsum eher mit einer reduzierten kardiovaskulär bedingten Sterblichkeit assoziiert ist, was mit der durchblutungsfördernden Eigenschaft von Koffein in Zusammenhang gebracht wird. Außerdem dürfte Kaffee zumindest bei gesunden Menschen einer Arteriosklerose, eines Verschlusses der Herzkranzgefäße, vorbeugen.

Die wissenschaftliche Lage ist also etwas kompliziert. Was man dennoch sagen kann, ist, dass Koffein wahrscheinlich kardiovaskulär weniger gefährlich ist als früher angenommen. Allerdings ist das in Anbetracht der komplizierten Lage für bestimmte Risikogruppen und bereits erkrankte Menschen wohl kein Freibrief für uneingeschränkten Koffeinkonsum.

4.7.4 Wenn die Blase zu viel arbeitet – Koffein und Inkontinenz

Inkontinenz

Obwohl Koffein, wie bereits ausgeführt, über die gesteigerte Nierenfunktion nur mäßig dehydrierend wirkt, ist jedoch der Einfluss von Koffein auf die Muskulatur unumstritten. Deshalb wurde auch immer wieder über die Auswirkungen auf die Kontraktion des Blasenmuskels diskutiert, der bei der Entleerung des Harns eine Rolle spielt und dessen nicht beherrschbare Aktivierung zu einem unwillkürlichen Harnverlust (Inkontinenz) führen kann. Durch die Entleerung der intrazellulären Calciumspeicher kommt es zu einer Beschleunigung der Kontraktionen des Blasenmuskels. Bei Männern scheinen dabei die Ergebnisse eindeutiger zu sein als bei Frauen. Auch unter Berücksichtigung des Zustandes der Prostata, die ebenfalls einen Einfluss auf den Harnverlust hat, zeigte sich, dass ein Konsum von mehr als 250 mg die Auftretenswahrscheinlichkeit einer Inkontinenz dosisabhängig verdoppeln kann. Die Ergebnisse bei Frauen sind zwar ähnlich: Bei weniger als 27 mg Koffein pro Tag berichteten 34% über Inkontinenzprobleme, bei über 204 mg pro Tag bereits 49%, allerdings scheint die Anzahl der vaginalen Geburten einen deutlichen zusätzlichen Einfluss zu haben, der den Effekt des Koffeins überdecken kann. Jedenfalls sollte man bei bereits bestehender Inkontinenz seinen Koffeinkonsum sicherheitshalber überprüfen: Bei Frauen, die mehr als 450 mg Koffein pro Tag konsumieren, konnte bei einer Reduktion auf unter 150 mg pro Tag die Frequenz des Harndrangs um 16% und das Ausmaß um 25% gesenkt werden.

Die gute Nachricht scheint dabei zu sein, dass dafür das Risiko eines Nierensteines (Nephrolithiasis) mit der Höhe des Koffeinkonsums zurückgeht, wie an einer prospektiven Studie mit knapp 220.000 Teilnehmern gezeigt werden konnte. Unter Berücksichtigung von u. a. Alter, Gewicht und allgemeiner Flüssigkeitsaufnahme konnte nach einem Beobachtungszeitraum von 8 Jahren festgestellt werden, dass die Personen mit dem höchsten Koffeinkonsum ein ungefähr 30% geringeres Risiko hatten eine Nephrolithiasis zu erleiden.

Nierensteine

4.7.5 Koffein und „weiche" Knochen?

Da Koffein den Calciumhaushalt beeinträchtigt, war es naheliegend anzunehmen, dass Koffein die Knochendichte vermindert und damit das Osteoporoserisiko erhöht und somit vor allem bei älteren Personen, die ohnehin eine reduzierte Knochendichte aufweisen, häufiger Knochenbrüche auftreten können. Tatsächlich konnten einige Untersuchungen zeigen, dass die Höhe der Koffeinaufnahme mit einer verminderten Knochendichte im Oberschenkelknochen oder auch im Hüftknochen zusammenhängt. Dieser Effekt scheint verstärkt bei Frauen aufzutreten, die ohnehin schon eine geringe Calciumaufnahme oder ein Östrogendefizit aufweisen; oder bei Menschen, die Koffein besonders schnell abbauen können. Kürzlich durchgeführte Analysen aller bis 2013 vorgelegenen Studien zu diesem Thema, die insgesamt knapp 200.000 Menschen umfassten, konnten jedoch keinen Zusammenhang zwischen Kaffeekonsum und dem Risiko eines Bruches oder im Besonderen einer Hüftfraktur feststellen. Ein Konsum von 1–4 Tassen Tee scheint sogar einen mäßigen Schutzfaktor darzustellen. Während Koffein also die Knochendichte beeinträchtigen dürfte, hat dies anscheinend keine Auswirkungen, wenn man Koffein in Form von Kaffee oder Tee, die ja noch andere pflanzliche Stoffe beinhalten, zu sich nimmt.

Allerdings könnte Koffein die Neubildung der Kieferknochen nach einer Zahnextraktion vermindern. Die Studien wurden allerdings nur an Ratten durchgeführt, die man seit der Geburt an Kaffee gewöhnt hat oder denen man Koffein direkt ins Bauchfell injiziert hat. Das wird wohl nur bei äußerst vorsichtigen Menschen dazu führen, ihren Koffeinkonsum nach einer Zahnextraktion zu reduzieren.

Osteoporose

4.7.6   Koffein ist nicht an allem Schuld – Koffein und Blutfette

Nur Kaffee erhöht die
Blutfette

In Kaffee befinden sich Inhaltsstoffe, die sogenannten Diterpene Kafestol und Kahweol, welche indirekt den Cholesterinspiegel erhöhen können. Koffein erhöht den Cholesterinspiegel nicht – jedenfalls nicht in klinisch relevanter Weise. Nur wenige Studien liefern dezente Hinweise darauf, dass Koffein bei Männern eventuell akut den Triglyceridspiegel heben kann und in nur sehr mäßigem Grad den „negativen" LDL-Cholesterinspiegel bei Frauen, wenn diese regelmäßig Koffein zu sich nehmen. Den cholesterinsteigernden Effekt von Kaffee können Sie im Übrigen mindern, wenn Sie Filterkaffee trinken. Die oben angeführten Diterpene können einen Papierfilter kaum passieren.

4.7.7   Koffein und Kopfschmerz

Koffein führt zu einer Verengung der Blutgefäße im Gehirn. Wenn man regelmäßig Koffein zu sich nimmt, wirkt der Körper diesem Effekt auf anderen Wegen entgegen und setzt zur Kompensation gefäßerweiternde Mechanismen in Gang. Wird Koffein abrupt abgesetzt, erweitern sich die Blutgefäße zu viel, da ja nun der hemmende Effekt des Koffeins fehlt, und es treten Kopfschmerzen auf. Gewohnheitsmäßiger Koffeinkonsum wird auch mit der Entwicklung von chronischem Kopfschmerz und Migräne in Zusammenhang gebracht. Einzelne Fallstudien berichten von Kindern, deren Kopfschmerzen dadurch verbessert werden konnten, in dem die tägliche Koffeinzufuhr deutlich zurückgefahren wurde.

4.7.8   „Ich kann so viel Kaffee trinken wie ich will und schlafe trotzdem gut" – Koffein und Schlaf

Schlafbeeinträchtigung

Wer hat das noch nicht gehört und sich dann geärgert, dass es bei einem selbst nicht so funktioniert und man auf den Espresso nach dem guten Abendessen beim Italiener verzichten muss. Für einige Personen mag tatsächlich gelten, dass es ihrem Schlaf nicht schadet – nämlich wenn sie zu jenen gehören, die Koffein schnell abbauen können oder schon eine gewisse Gewöhnung daran entwickelt haben. Für die meisten von uns gilt, dass Koffein, das wir bis zu ca. 1 Stunde vor dem Zubettgehen zu uns genommen haben, den

Schlafeintritt verzögert, die Schlafzeit reduziert und die Tiefschlafphasen, die wir für einen erholsamen Schlaf benötigen, unterdrücken kann. Koffein kann daher eine wesentliche Rolle bei der Entstehung und Aufrechterhaltung von Schlafstörungen spielen – oft
führt nur das Weglassen koffeinhaltiger Getränke bereits zu einer
deutlichen Verbesserung einer sogenannten Insomnie. Da unser
Schlaf mit zunehmendem Alter immer fragiler wird, sollten vor
allem Personen ab dem mittleren Lebensalter mit höheren Koffeinmengen am späten Nachmittag vorsichtig umgehen. Bei Kindern
und Jugendlichen ist aufgrund der Gehirnentwicklung ebenfalls
Vorsicht bei spätem Koffeinkonsum geraten (siehe oben). Nur
junge Erwachsene zeigen sich von der schlafstörenden Wirkung
von Koffein am wenigsten beeindruckt. Vielleicht sollten Sie Ihren
Nachmittagskaffee also doch nicht allzu spät ansetzen … Sollten
Sie allerdings in den letzten Tagen zu wenig Schlaf abbekommen
haben, dann kann Koffein sehr hilfreich für Sie sein. Da Koffein
ein „Aufputschmittel" ist, kann es selbst nach ein- bis zweitägigem
Schlafentzug Ihren Wachheitszustand verbessern und somit auch
die Leistungsfähigkeit.

4.7.9 Koffein und epileptische Anfälle

Da Koffein – als erwünschte Wirkung – den Wachheitszustand und
damit das allgemeine Erregungsniveau des Gehirns anhebt, stellt
sich die Frage, ob diese allgemeine Erhöhung des Erregungsniveaus
auch die Häufigkeit epileptischer Anfälle beeinflussen kann. Obwohl
Koffein kein sehr häufiger Auslöser für epileptische Anfälle sein
dürfte, gibt es immer wieder in der wissenschaftlichen Literatur Fallberichte, dass ein hoher Koffeinkonsum epileptische Anfälle auslösen oder deren Frequenz erhöhen kann. Da experimentelle Untersuchungen auch zeigen konnten, dass Koffein die Wirksamkeit einiger
antiepileptisch wirkender Medikamente beeinträchtigen kann, wird
empfohlen, bei bestehender Epilepsie vor allem auf einen hohen
Koffeinkonsum zu verzichten.

4.7.10 Koffein und Augen

Die häufigste Ursache für ein Glaukom, besser bekannt als „Grüner
Star", einer Erkrankung die mit bestimmten Formen der Sehschwä-
che verbunden ist und unbehandelt auch zur Erblindung führen
kann, ist ein erhöhter Augeninnendruck. Regelmäßiger Koffeinkonsum von mehr als 200 mg täglich könnte den Augeninnendruck

Grüner Star

erhöhen. Allerdings ist die Studienlage recht uneinheitlich und es scheint auch nicht ganz klar zu sein, welche Personen davon betroffen sind – möglicherweise nur jene, in deren Familien diese Erkrankung schon häufiger aufgetreten ist. Jedenfalls scheinen Patienten, die bereits ein Glaukom oder Vorstufen davon haben, häufiger davon betroffen zu sein. In jüngster Zeit sind daher einige Wissenschaftler zur Erkenntnis gelangt, dass es für diese Patienten wahrscheinlich günstiger ist, ihren Koffein- bzw. Kaffeekonsum (es ist noch etwas unklar, ob Koffein oder andere Inhaltsstoffe im Kaffee dafür verantwortlich sind) zurückzufahren.

4.7.11 Koffein ist auch nur ein Medikament – Was sollte ich beachten, wenn ich andere Medikamente einnehme?

Wechselwirkungen mit anderen Medikamenten

Wie schon ausgeführt, ist für den Abbau von Koffein eine Substanz namens P450(CYP)1A2 verantwortlich. Diese Substanz spielt aber auch beim Abbau vieler Medikamente eine große Rolle. Viele verschreibungspflichtige Medikamente hemmen oft auch die Wirksamkeit dieses Enzyms. Daher können eine Reihe von Wechselwirkungen entstehen. Wenn man bestimmte Medikamente nimmt, sollte man sich also nicht darüber wundern, warum man auf koffeinhaltige Getränke nunmehr unruhiger wird als früher, oder der Kaffee am Abend jetzt doch zu Schlafproblemen führt. Vielleicht wäre es dann doch sinnvoll, den Koffeinkonsum zu reduzieren …

▪▪ Gichtmedikamente
Allopurinol ist ein Wirkstoff, der bei Gichterkrankungen die Harnsäure senken soll. Diese Substanz hemmt den Abbau einer Substanz (1-Methylxanthin), die beim Koffeinabbau entsteht, sodass Koffein schlechter verstoffwechselt wird. Da über diesen Weg aber nur ein Teil des Koffeins abgebaut wird, hat dies kaum klinische Bedeutung und spielt nur in der medizinischen Forschung, wenn es um die Messung der Aktivität bestimmter Enzyme geht, eine Rolle.

▪▪ Koffein und Pilzerkrankungen
Fluconazol, Ketoconazol und Terbinafin – Substanzen, die in unterschiedlicher Anwendung zur Behandlung von Pilzerkrankungen eingesetzt werden – hemmen den Koffeinabbau um bis zu 25%. Das bedeutet z. B., dass sich die Halbwertszeit des Koffeinabbaus bei gesunden Männern von 5,8 Stunden auf bis zu 7,6 Stunden verlängern kann.

■■ **Herzrhythmusstörungen**

Mexiletin – eine Substanz, die gegen Herzrhythmusstörungen verabreicht wird – erhöht den Koffeinspiegel bei gesunden Personen um bis zu 23%. Da Koffein Herzrhythmusstörungen verursachen kann, ist dieser Effekt bei darunter leidenden Personen wohl schon zu beachten. Ebenso hemmt Mexiletin den Theophyllinabbau – einerseits ein Abbauprodukt des Koffeins, andererseits eine Substanz, die bei Asthma verschrieben wird und daher die Nebenwirkungen, zu der auch Arrhythmien gehören, verstärken kann. Ähnliches gilt auch für den Wirkstoff Verapamil.

■■ **Antidepressiva**

Vor allem Fluvoxamin, ein sogenannter SSRI (selektiver Serotonin-Wiederaufnahmehemmer) und ein nicht so selten verschriebenes Antidepressivum, vermindert den Koffeinabbau um bis zu 80% und die Halbwertszeit steigert sich um 500%. Daher gehen einige Fachleute davon aus, dass die häufig beobachteten Nebenwirkungen dieses Antidepressivums gar nicht durch dieses selbst, sondern durch den verminderten Koffeinabbau verursacht werden.

■■ **Antipsychotika**

Der Spiegel von Clozapin – eines der ersten sogenannten atypischen, „neuen" Neuroleptika – steigt deutlich an, wenn dazu Koffein konsumiert wird. Bei Personen, die Nikotin rauchen, was bei Patienten, die unter einer Schizophrenie leiden, sehr häufig vorkommt, beträgt dieser Anstieg bis zu 80% (Nikotin verlangsamt den Koffeinabbau). Daher kann es zu Überdosierungen und entsprechend starken Nebenwirkungen kommen. Koffein hemmt den Abbau dieser Substanz, wodurch eben der Spiegel steigt. Ähnliches gilt für Olanzapin, eine dem Clozapin ähnliche Substanz. Allerdings ist bei Olanzapin die klinische Bedeutung noch etwas unklar, da dazu kaum klinische Fallberichte vorliegen.

■■ **Medikament zur Behandlung bipolarer Depressionen**

Bei dieser Erkrankung, bei der schwere depressive Phasen mit manischen Phasen abwechseln, wird in manchen Fällen Lithium verschrieben, das die Erkrankung positiv beeinflussen kann. Koffein kann den Wirkspiegel von Lithium senken (bzw. Koffeinentzugssymptome um bis zu 24% erhöhen). Was in ersterem Fall zu einer zu niedrigen Einstellung führt, welche aber im Regelfall durch Blutspiegelkontrollen kontrolliert wird. Trinkt man dann jedoch weniger koffeinhaltige Getränke, kann der Spiegel ansteigen und entsprechende Nebenwirkungen auftreten. Da dazu auch gelegentliches

Zittern der Hände gehört, kann dieses Zittern paradoxerweise nach Absetzen des Koffeins sogar zunehmen.

■■ Medikamente zur Behandlung von Muskelkrämpfen

Ein zur Behandlung von Muskelkrämpfen eingesetztes Präparat – Idrocilamid – erhöht die Halbwertszeit des Koffeinabbaus um das 9-Fache, wodurch bei beibehaltenem Koffeinkonsum Erscheinungen einer Koffeinvergiftung aufgetreten sind. Deswegen wird das Präparat nur mehr manchmal äußerlich als Salbe verwendet – so gelangt nur sehr wenig der Substanz in den Blutkreislauf.

■■ Medikamente zur Behandlung überschüssiger Magensäure

Cimetidin, eine Substanz, die die Magensäure regulieren soll, hemmt den Abbau von Koffein. Inwieweit dies klinisch bedeutsam ist bleibt offen. Jedenfalls findet sich Koffein oft in den Gebrauchsanweisungen entsprechender Medikamente als Substanz, die mögliche unerwünschte Wechselwirkungen bedingen kann.

■■ Medikamente zur Behandlung von Asthma

Bei Asthma wird des Öfteren Theophyllin als Bronchodilatator verschrieben, um das Atmen zu erleichtern. Da Theophyllin ein Abbauprodukt von Koffein ist und ebenfalls verstoffwechselt werden muss, steigen die Koffeinwerte im Plasma deutlich an – um bis zu 158% und die Halbwertszeit verlängert sich um bis zu 2 Stunden. Um Koffeinüberdosierungen zu vermeiden, sollte man daher bei einer Einstellung auf Theophyllin mit Koffein vorsichtiger umgehen.

■■ Schmerzmittel

Koffein vermindert die Ausscheidung bestimmter Schmerzmittel und wird daher dazu eingesetzt, die Wirkung dieser Substanz zu verstärken. Andererseits wird die schmerzstillende Wirkung anderer nicht „typischer" Schmerzmittel, die auf Adenosinrezeptoren wirken, vermindert.

■■ Orale Verhütungsmittel

Manche orale Kontrazeptiva – vor allem wenn sie länger eingenommen werden – vermindern den Koffeinabbau um bis zu 40%. Der Wirkstoff Estradiol, der auch bei einer Hormonersatztherapie zum Einsatz kommt, scheint für diesen Effekt verantwortlich zu sein.

■■ Grippemittel

In manchen Grippemitteln befand sich früher Phenylpropanolamin, das dazu dient, verstopfte Nasen wieder durchlässiger zu machen und auch eine leicht aktivierende Wirkung hat. Mittlerweile ist es aufgrund des Nebenwirkungsprofils meist nur mehr in der Tiermedizin zugelassen. Es verhindert den Koffeinabbau und steigert die Koffeinkonzentration im Blut um knapp das 3-Fache. Das wiederum kann zu vermehrten Nebenwirkungen führen, wobei beide das Herz stimulieren und es so zu kardiovaskulären Zwischenfällen kommen kann. In manchen Ländern ist es noch als Appetitzügler zugelassen, was die Sache besonders gefährlich macht, da Menschen, die abnehmen wollen, meist auch viel Koffein konsumieren.

■■ Medikamente zur Behandlung von Schuppenflechte

Methoxsalen ist ein in vielen Pflanzen vorkommender Wirkstoff, der bei Schuppenflechte (Psoriasis) und bestimmten Lymphdrüsenkrebsarten eingesetzt wird. Er macht die Haut für UV-Licht empfänglicher, wodurch die Behandlungsergebnisse deutlich besser werden und die Symptome schneller abklingen. Gleichzeitig vermindert er aber auch den Koffeinabbau um bis zu 70%. Manche der Nebenwirkungen wie Nervosität, Unruhe und Schlafstörungen sind vielleicht eher auf den verzögerten Koffeinabbau zurückzuführen. Bei einem Auftragen auf die Haut vor der UV-Therapie sind die Nebenwirkungen wahrscheinlich geringer, da es aber in der Hemmung des Koffeinabbaus sehr potent ist, wäre auch bei dieser Applikation ein gleichzeitiger Koffeinkonsum zu überdenken.

■■ Antibiotika

Die Chinolone, eine Gruppe von Antibiotika, vermindern, je nach genauer Substanz, den Koffeinabbau um das 2- bis 6-Fache. Patienten mit einem höheren Koffeinkonsum berichten auch über vermehrte Nebenwirkungen, die möglicherweise eher mit dem verminderten Koffeinabbau als mit dem Medikament selbst zusammenhängen. Dies ist aber im Einzelfall schwer zu entschieden, da sich die Nebenwirkungen beider Substanzen sehr ähneln.

■■ Grapefruitsaft

Grapefruits, jedoch keine anderen Zitrusfrüchte, enthalten den Bitterstoff Naringin, der ebenfalls den Abbau von verschiedenen Medikamenten und eben auch Koffein behindern kann, was zu einem unwillentlich erhöhten Koffeinspiegel führen kann. Allerdings scheint ein einmaliger gemeinsamer Konsum dieser beiden Substanzen keine wesentlichen physiologischen Auswirkungen zu haben. Da aber die Auswirkungen des Grapefruitsaftes bis zu 24 Stunden anhalten können, kann ein kumulativer Effekt entstehen, so dass sicherheitshalber der regelmäßige gemeinsame Konsum überdacht werden sollte, vor allem wenn man Koffein ebenfalls nur schlecht abbauen kann.

▪▪ Beruhigungsmittel

Da Koffein ein mildes Aufputschmittel ist, versteht es sich wohl von selbst, dass die Kombination mit diversen Beruhigungs- oder Schlafmitteln nicht zielführend ist und der erstrebten Wirkung entgegensteht. Trotzdem sei es der Vollständigkeit halber an dieser Stelle nochmals erwähnt.

▪▪ Stimulanzien

Aufputschmittel sind in den meisten Ländern kaum oder nur mehr bei sehr seltenen Erkrankungen verschrieben (während es früher beliebte Appetitzügler waren) und spielen keine große Rolle mehr. Da Koffein selbst ein Stimulans ist, kann es dadurch zu einer kumulierten Wirkung kommen.

4.8 Ein „Beipackzettel" für Koffein: Nebenwirkungen, Wechselwirkungen, Warnhinweise und Anwendungsbeschränkungen

Im Jahre 2012 hat sich eine Gruppe von kanadisch-amerikanischen Pharmakologen um Catherine Ulbricht die Mühe (und vielleicht auch den Spaß) gemacht, Koffein so zu betrachten, als wäre es ein Medikament und damit wäre ein „Beipackzettel" nötig. Da wir oft vergessen, dass Koffein eben eine physiologisch höchst wirksame Substanz ist, soll dieser Beipackzettel in verkürzter und leicht veränderter Form wiedergegeben werden:

Nebenwirkungsprofil

Koffein kann – insbesondere wenn Sie Koffein schlecht abbauen können – folgendes Nebenwirkungsprofil aufweisen:

- Magenverstimmung
- Übelkeit
- Durchfall
- Bauchschmerzen
- Sodbrennen
- Unruhe
- Angstzustände bis Panikattacken
- Schlafstörungen
- Müdigkeitserscheinungen tagsüber
- Erschöpfung
- Zittern und motorische Unruhe
- Konzentrationsbeeinträchtigung
- Erhöhtes Risikoverhalten v.a. im Zusammenhang mit Lenken eines Fahrzeuges im alkoholisierten Zustand
- Erhöhte Herzfrequenz

- Kopfschmerzen
- Hyperaktivität
- Verminderte Vitamin-B-Aufnahme
- Verzögerte Empfängnis
- Reduzierte Samenqualität
- Beeinträchtigte Immunfunktion

■■ Anweisungen zur Einnahme

- Nehmen Sie Koffein nicht mit Grapefruitsaft zu sich, da dies die Wirkung verstärken kann
- Nehmen Sie Koffein nicht vor dem Schlafengehen zu sich
- Achten Sie darauf, ob Sie bereits Nahrungsmittel, Nahrungsergänzungsmittel, dunkle Schokolade oder andere sonstige Zubereitungen zu sich nehmen, die bereits Koffein beinhalten, da es sonst zu einer Wirkungsverstärkung kommen kann

Empfehlungen zur Einnahme

■■ Warnhinweise

Vorsicht bei

Warnhinweise

- Kindern und älteren Personen aufgrund des Nebenwirkungsprofils und möglicher Folgeschäden
- Einer Verordnung bei Frühgeborenen, die mehr als 4 Wochen dauert (Gefahr mangelnder Gewichtszunahme)
- Koffein kann in die Muttermilch gelangen. Wenn Sie Brustfüttern, sollten Sie nicht mehr als 150 mg pro Tag zu sich nehmen
- Bei Schwangerschaft sollte die Tagedosis von 200 mg nicht überschritten werden
- Regelmäßigem Konsum von Grapefruits und Grapefruitsäften

Vermeiden Sie Koffein, wenn Sie

- Ein Belastungselektrokardiogramm machen müssen, da dies die Ergebnisse verfälschen könnte
- Stimulanzien nehmen müssen, da die Wirkung verstärkt werden kann
- Beruhigungsmitteln einnehmen müssen, da dies die Wirkung dieser Medikamente abschwächen kann
- An allergischen Reaktionen wie Hautausschlägen oder Juckreiz leiden

Sprechen Sie mit Ihrem Arzt oder Apotheker, wenn Sie:

- Bereits früher unter abnormalem Herzrhythmus gelitten haben
- Unter einer überaktiven Blase leiden oder bereits andere entwässernde Mittel einnehmen

- Medikamente einnehmen, die die Blutungsneigung erhöhen
- Bestimmte Medikamente zur Behandlung von Schmerzzuständen einnehmen
- An Diabetes erkrankt sind oder Medikamente einnehmen, die den Blutzuckerspiegel beeinflussen
- Unter hohem Blutdruck leiden, oder Medikamente einnehmen, die den Blutdruck beeinflussen
- An psychiatrischen Erkrankungen leiden
- An epileptischen Anfällen leiden oder Antiepileptika einnehmen
- An Bewegungsstörungen leiden, oder Medikamente einnehmen müssen, die diese verursachen können (z. B. bestimmte Neuroleptika)
- An einem geschwächten Immunsystem leiden
- Koffein über einen längeren Zeitraum einnehmen müssen, da dies zu Abhängigkeitserscheinungen führen kann
- Adenosin einnehmen müssen oder Medikamente, die ebenfalls über das Zytochrome-P-System abgebaut werden

Literatur

Aepli A, Kurth S, Tesler N, Jennig, Huber R (2015) Caffeine consuming children and adolescents show altered sleep behavior and deep sleep. Brain Sci. 5:441–455

Alm B, Wennergren G, Norvenius G, Skjaerven R, Oyen N, Helweg-Larsen K, Lagercrantz H, Irgens LM (1999) Caffeine and alcohol as risk factors for sudden infant death syndrome. Nordic Epidemiological SIDS Study. Arch Dis Child 81(2):107–111

Alves MG, Martins AD, Silva BM, Oliveura PF (2015) Caffeine and male fertility: metabolic effects and oxidative profile in human Sertoli cells. Conference paper at encontro nacional pos-graduacao ciencias biologicas Universidade de Aveiro. DOI: 10.13140/RG.2.1.1323.6642

Aref AA, Bussel II (2014) Dietary factors and the risk of glaucoma: a review. Therapeutic Advances Chronic Disease 5(4):188–194

Arria, MA, Caldeira KM, Kasperski SJ, Vincent KB, Griffiths RR, O´Grady KE (2011) Energy drink consumption and increased risk for alcohol dependence. Alcoholism 35(2):365–375

Aziz NAA, Ali ANA, Kamarudin MN, Shaari N, Hitam WHW, Yaakub A et al. (2015) Coffee intake and progression of glaucoma. Int J Clinical Nutrition 3(1):7–11

Bailey DG, Malcolm J, Arnold O, Spence JD (1998) Grapefruit juice – drug interactions. Br J Clinical Pharmacology 46(2): 101–110

Bailey DN, Welbert RT, Naylor A (1982) A study of salicylate and caffeine excretion in the breast milk of two nursing mothers. J Anal Toxicol 6:64–86

Ballard TL, Halaweish FT, Stevermer CL, Agrawal P, Vukovich MD (2006) Naringin does not alter caffeine pharmacokinetics, energy expenditure, or cardiovascular haemodynamics in humans following caffeine consumption. Clin Exp Pharmacol Physiology 33(4):310–314

Banerjee P, Zabiullah A, Levien B, Fowler DR (2014) Fatal caffeine intoxication: A series of eight cases from 1999 to 2009. J Forensic Science. DOI: 10.1111/1556-4029.12387

Beach CA, Bianchine JR, Gerber N (1984) The excretion of caffeine in the semen of men: Pharmacokinetics and comparison of the concentrations in blood and semen. J Clin Pharmacology 92:152–187

Bekkhus M, Skjothaug T, Nordhagen R, Borge AIH (2010) Intrauterine exposure to caffeine and inattention/overactivity in children. Acta Paediatrica 99:925–928

Bennet JM, Rodrigues IM, Klein LC (2013) Effects of caffeine and stress on biomarkers of cardiovascular disease in healthy men and women with a family history of hypertension. Stress and Health 29:401–409

Berlin CM Jr, Denson HM, Daniel CH, Ward RM (1984) Disposition of dietary caffeine in milk, saliva, and plasma of lactating women. Pediatrics 73:59–63

Bernstein GA, Carroll ME, Crosby RD, Perwien AR, Go FS, Benowitz NL (1994) Caffeine effects on learning, performance, and anxiety in normal school-age children. J American Acad Child & Adolescent Psychiatry 33:407–415

Bernstein GA, Carroll ME, Thuras PD, Cosgrove KP, Roth ME (1998) Caffeine withdrawal in school-age children. J American Acad Child & Adolescent Psychiatry 37:858–865

Bonaventura A, Rudant J, Goujon-Bellec St, Orsi L, Leverger G, Baruchel A et al. (2013) Childhood acute leukemia, maternal beverage intake during pregnancy, and metabolic polymorhisms. Cancer Causes Control 24:783–793

Bonsignore A1, Sblano S, Pozzi F, Ventura F, Dell'Erba A, Palmiere C (2014) A case of suicide by ingestion of caffeine. Forensic Sci Med Pathol.10(3):448–451

Bungum M (2012) Role of sperm DNA integrity in fertility, embryology – updates and highlights on classic topics. Pereira V (ed) InTech, http://www.intechopen.com/books/embryology-updates-and-highlights-on-classic-topics/role-of-sperm-dna-integrity-in-fertility (Zugriff: 06.06.2015)

Calabrò RS, Italiano D, Gervasi G, Bramanti P (2012) Single tonic-clonic seizure after energy drink abuse. Epileps Behavior 23(3):384–385

Calamaro CJ, Yang K, Ratcliffe S, Chasens ER (2012) Wired at young age: the effect of caffeine and technology on sleep duration and body mass index in school-aged children. J Pediatric Health Care 26:276–282

Carrillo JA, Benitez J (2000) Clinically significant pharmacokinetic interactions between dietary caffeine and medications. Clinical Pharmacokinetics 39(2):127–153

Chandra P, Gaur A, Varma S (2011) Effect of caffeine on the intraocular pressure in patients with primary open angle glaucoma. Clin Ophthalmology 5:1623–1629

Chavarro J, Karmon A, Sokol R (2014) IVF and alcohol and caffeine consumption in men. Presentation at the American Society for Reproductive Medicine. Annual meeting, Honolulu

Chen L, Bell EM, Browne ML, Druschel CM, Romitti PA, Schmidt RJ et al. (2012) Maternal caffeine consumption and risk of congenital limb deficiencies. Birth Defects Research 95:1033–1034

Chen LW, Wu Y, Neelakantan N, Chong MF, Pan A, van Dam RM (2014) Maternal caffeine intake during pregnancy is associated with risk of low birth weight: a systematic review and dose-response meta-analysis. BMC Med 12:174. DOI:10.1186/s12916-014-0174-6

Chen LW, Wu Y, Neelakantan N, Chong MFF, Pan A, van Dam RM (2015) Maternal caffeine intake during pregnancy and risk of pregnancy loss: a categorical and dose-response meta-analysis of prospective studies. Public Health Nutrition. DOI: http://dx.doi.org/10.1017/S1368980015002463

Chiu YH, Afeiche MC, Gaskins AJ, Williams PL, Mendiola J, Jorgensen N, Swan SH, Chavarro JE (2014) Sugar-sweetened beverage intake in relation to semen quality and reproductive hormone levels in young men. Human Reproduction 29(7):1575–1584

Choi JH, Ryan LM, Cramer DW, Hornstein MD, Missmer StA (2011) Effects of caffeine consumption by women and men on the outcome of in vitro fertilization. J Caffeine Research 1(1):29–34

Choi Y, Chang Y, Ryu S, Cho J, Rampal S, Zhang Y et al. (2015) Coffee consumption and coronary calcium in young and middle-aged asymptomatic adults. Heart. DOI:10.1136/heartjnl-2014-306663

Chrościńska-Krawczyk M, Radzik I, Miziak B, Czuczwar SJ (2014) Safety considerations for patients with epilepsy taking antiepileptic drugs alongside caffeine or other methylxanthine derivatives. Expert Opin Drug Metab Toxicol. 10(7):981–989

Cirillo PM, Cohn BA, Krigbaum NY, Lee M, Brazil C, Factor-Livak P (2011) Effect of maternal coffee, smoking and drinking behavior on adult son´s semen quality: Prospective evidence from the Child Health and Development Studies. J Dev Orig Health Dis 2(6):375–386

Cole J (1833) On the delirious effects produced by drinking tea and coffee in excessive quantities. Lancet 2:274–278

Cooper C, Atkinson EJ, Wahner HW, O'Fallon WM, Riggs BL, Judd HL, Melton LJ III. (1992) Is caffeine consumption a risk factor for osteoporosis? J Bone Miner Res 7(4):465–471

Cornelis MC, El-Sohemy A, Kabagambe EK, Campos HC (2006) Coffee, CYP1A2 genotype and risk of myocardial infarction. JAMA 295(10):1135–1141

Davis NJ, Vaughan CP, Johnson TM, Goode PS, Burgio KL, Redden DT, Markland AD (2013) Caffeine intake and its association with urinary incontinence in United States men: results from National Health and Nutrition Examination Surveys 2005–2006 and 2007–2008. Journal Urology, 189(6):2170–2174

Deutsches Grünes Kreuz (2015) Kaffee und Gesundheit. http://dgk.de/das-dgk/arbeitsgemeinschaften-sektionen/kaffee-gesundheit.html (Zugriff: 22.11.2015)

Dixon RE, Hwang, SJ, Britton FC, Sanders KM, Ward SM (2011) Inhibitory effect of caffeine on pacemaker activity in the oviduct is mediated by cAMP-regulated conductances. British Journal of Pharmacology 163:745–754

Dlugosz L, Bracken MB (1992) Reproductive effects of caffeine: A review. Epidemiological Review 14:83–98

Dusseldorp M, Katan MB, van Vliet T, Demacker PM, Stalenhof AF(1991) Cholesterol-raising factor from boiled coffee does not pass a paper filter. Arteriosclerosis, Thrombosis, and Vascular Biology 11:586–593

EFSA (European Food Safety Authority) Scientific Opinion on the safety of caffeine. EFSA Journal 13(5):4102–1422 http://www.efsa.europa.eu/sites/default/files/scientific_output/files/main_documents/4102.pdf (Zugriff: 08.12.2015)

Eskenazi B (1993) Caffeine during pregnancy: Grounds for concern? JAMA 270(24):2973–2974

Ferraro PM, Taylor EN, Gambaro G, Curhan CC (2014) Caffeine intake and the risk of kidney stones. Am J Clinical Nutrition 100(6):1596–1603

Ford R, Schluter P, Mitchell E, Taylor B, Scragg R, Stewart A, The N, Osmond C (1998) Heavy caffeine intake in pregnancy and sudden infant death syndrome. Arch Dis Child 78(1):9–13

Fuchs P, Haefeli WE, Ledermann HR, Wenk M (1999) Xanthine oxidase inhibition by allopurinol affects the reliability of urinary caffeine metabolic ratios as markers for N-acetyltransferase 2 and CYP1A2 activities. Eur J Clin Pharmacol 54(11):869–876

Fuhr U, Wolff T, Harder S, Schymanski P, Staib AH (1990) Quinolone inhibition of cytochrome P-450-dependent caffeine metabolism in human liver microsomes. Drug Metabolism and Disposition 18(6):1005–1010

Galéra C, Bernard JY, Van der Waerden J, Bouvard M-P, Lioret S, Forhan A et al. (2015) Prenatal caffeine exposure and child IQ at age 5.5 years: The EDEN Mother-Child Cohort. Biological Psychiatry: DOI:10.1016/j.biopsych.2015.08.034

Giedd J (1999) Brain development, IX human brain growth. American J Psychiatry 156(1):4

Gleason JL, Richter HE, Redden DT, Goode PS, Burgio KL, Markland AD (2013) Caffeine and urinary incontinence in US women. International Urogynecology Journal, 24(2):295–302

Greenop KR1, Miller M, Attia J, Ashton LJ, Cohn R, Armstrong BK, Milne E (2014) Maternal consumption of coffee and tea during pregnancy and risk of childhood brain tumors: results from an Australian case-control study. Cancer Causes Control 25(10):1321–1327

Greenwood DC, Thatcher NJ, Ye L, Garrard L, Keogh G, King JG, Cade JE (2014) Caffeine intake during pregnancy and adverse birth outcomes: a systematic review and dose-response meta-analysis. Eur J Epidimiol 29:725–734

Guay DRP (2011) Quinolones In: Piscitelli SC, Rodvold KA, Pai MP (ed). Drug interactions in infectious diseases. Springer, New York

Hahn KA, Wise LA, Rothman KJ, Mikkelsen EM, Brogly SB, Sorensen HAT et al. (2015) Caffeine and caffeinated beverage and risk of spontanous abortion. Human Reproduction: DOI:10.1093/humrep/dev063

Hallström H, Byberg L, Glynn A, Lemming EW, Wolk A, Michaelsson K (2013) Long-term coffee consumption in relation to fracture risk and bone mineral density in women. Am J Epidemiology 178(6):898–909

Hallström H, Melhus H, Glynn A, Lind L, Syvänen A-C, Michaelsson K (2010) Coffee consumption and CYP1A2 genotype in relation to bone mineral density of the proximal femur in elderly men and women: a cohort study. Nutrition Metabolism 7:12. DOI:10.1186/1734-7075-7-12

Harnack L, Stang J, Story M (1999) Soft drink consumption among US children and adolescents: Nutritional consequences. J of the American Dietary Assoc 99:436–441

Hering-Hanit R, Gadoth N (2003) Caffeine-induced headache in children and adolescents. Cephalea 23:332–335

Hoyt AT, Browne M, Richardson S, Romitti P, Druschel Ch (2014) Maternal caffeine consumption and small for gestational age births: Results from a population based case-control study. Maternal and Child Health J 18(6):1540–1551

Infante S, Baeza ML, Calvo M, DeBarrio M, Rubio M, Herrero T (2002) Anaphylaxis due to caffeine. Allergy 58:681–682

Jargiello-Baszak M, Walek M, Tylus B, Czuczwar SJ (2011) Caffeine and the anticonvulsant potency of antiepileptic drugs: experimental and clinical data. Pharmacological Reports 63(1):12–18

Jensen, TK, Swan, ShH, Skakkebaek NE, Rasmussen S, Jorgenson N (2010) Caffeine intake and semen quality in a population of 2,554 young danish men. American Journal Epidemiology 171(8):883–891

Joeres R, Richter E (1987) Mexiletine and caffeine elimination. New Engl J Medicine 317(2):117

Kapetanovic A, Avdic D (2014) Influence of coffee consumption on bone mineral density in postmenopausal women with estrogen deficiency in menstrual history. J Health Sciences 4(2):105–109

Klonoff-Cohen H, Bleha J, Lam-Kruglick P (2002) A prospective study of the effects of female and male caffeine consumption on the reproductive endpoints of IVF and gamete intra-Fallopian transfer. Human Reproduction 17(7):1746–1754

Kristjansson AF, Mann MJ, Sigfusdottir ID, James JE (2015) Mode of daily caffeine consumption among adolescents and the practice of mixing alcohol with energy drinks: Relationships to drunkenness. Journal Studies on Alcohol and Drugs 76(3):397–405

Larsson SC (2014) Coffee, tea, and cocoa and risk of stroke. Stroke 45:309–314

Larsson SC, Orsini N (2011) Coffee consumption and risk of stroke: A dose-response meta-analysis of prospective studies. Am J Epidemiol 174(9):993–1001

Leon de J (2004) Psychopharmacology: Atypical antipsychotic dosing: The effect of smoking and caffeine. Psychiatric Services 55(5): 491–493

Li D-K, Ferber JR, Odouli R (2015) Maternal caffeine intake during pregnancy and risk of obesity in offspring: A prospective cohort study. International Journal of Obesity 32:658–664

Li M, Wang M, Guo W, Wang J, Sun X (2011) The effect of caffeine on intraocular pressure: A systematic review and meta-analysis. Graefes Archive Exp Clin Ophtamology 249:435–442

Linnet KM, Wisborg K, Secher NJ, Thomsen PH, Obel C, Dalsgaard S, Henriksen TB (2009) Coffee consumption during pregnancy and the risk of hyperkinetic disorder and ADHD: A prospective cohort study. Acta Paediatr 98(1):173–179

Lorist MM, Snel J (2008) Caffeine, sleep and quality of life. In: Verster JC, Pandi Perumal SR, Streiner JD(ed.) Sleep and quality of life in clinical medicine. Springer, New York

Macedo RM, Brenetagnis LG, De Lacerda SA (2015) Effects of coffee intake and intraperitoneal caffeine on bone repair process – A histologic and aistometric study. Brazilian Dental J 26(2):175–180

Marczinski CA, Stamates AL, Ossege J, Maloney SF, Bardgett ME, Brown CJ (2014) Subjective state, blood pressure and behavioral control changes procuced by an „energy shot". J Caffeine Research 4(2):57–63

Martin CA, Cook C, Woodring JH, Burkhardt G, Guenthner G, Omar HA, Kelly TH (2008) Caffeine use: Association with nicotine use, aggression, and other psychopathology in psychiatric an pediatric outpatient adolescents. Scientific World Journal 22:512–516

Martin I, Lopez-Vilchez MA, Mur A et al. (2007) Neonatal withdrawal syndrome after chronic maternal drinking of mate. Ther Drug Monitor 29:127–129

Maslova E, Bhattacharya S, Lin S-W, Michels KB (2010) Caffeine consumption during pregnancy and risk of preterm birth: a meta-analysis. Am J Clin Nutr. DOI:10.3945/ajcn.2010.29789

Mays DC, Camisa C, Cheney P, Pacula CM, Nawoot S, Gerber N (1987) Methoxsalen is a potent inhibitor of the metabolism of caffeine in humans. Clinical Pharmacology Therapeutics 42(6):621–626

Melchert H-U, Knopf H, Braemer-Hauth M, Gerding B, Pabel E. Association of serum caffeine concentrations with blood lipids in caffeine-drug users and nonusers – Results of German National Health Surveys from 1984–1999. Europ J Epidemiology 20(4):311–316

Mester R, Toren P, Mizrachi I, Wolmer L, Karni N, Weizman A (1995) Caffeine withdrawal increases lithium blood levels. Biological Psychiatry 37(5):348–350

Mindell JA, Meltzer LJ, Carskadon MA, Chervin RD (2009) Developmental aspects of sleep hygiene: Findings from the 2004 National Sleep Foundation Sleep in America Poll. Sleep Med 10(7):771–779

Mioranza S, Nunes F, Marques DM, Fioreze GT, Rocha AS, Botton PHS et al. (2014) Prenatal caffeine intake differently affects synaptic proteins during fetal brain development. Int J Developmental Neuroscience 36:45–52

Mos L, Vriz O, Martina S (2015) Long-term cardiovascular and metabolic effects of coffee consumption in young hypertensive subjects: Results from the HARVEST study. Europ. Soc Cardiology 2015 Congress, Abstract 899 http://www.medscape.com/viewarticle/850629 (Zugriff: 10.11.2015)

Moussa MM (1983) Caffeine and sperm motility. Fertility and Sterility 39(6):845–848

Mueller NT, Jacobs Jr. DR, MacLehose RF, Demerath EW, Kelly SP, Dreyfus JG, Pereira MA (2015) Consumption of caffeinated and artificially sweetened soft drinks is associated with risk of early menarche. American J Clinical Nutrition. DOI:10.3945/ajcn.114.100958

Munoz LM, Lonnerdal B, Keen CL, Dewey KG (1988) Coffee consumption as a factor in iron deficiency anemia among pregnant women and their infants in Costa Rica. Am J Clin Nutr 48:645–651

Noguchi K, Matsuzaki T, Sakanashi M, Hamadate N, Uchida T, Kina-Tanada M et el. (2015) Effect of caffeine contained in a cup of coffee on microvascular function in healthy subjects. J Pharm Sc 127:217–222

O'Brien MC, McCoy TP, Rhodes SD, Wagoner A, Wolfson M (2008) Caffeinated cocktails: energy drink consumption, high-risk drinking, and alcohol-related consequences among college students. Acad Emerg Med 15(5):453–460

O´Keefe JH, Bhatti SK, Patil HR, DiNicolanonio JJ, Lucan SC, Lavie CJ (2013) Effects of habitual consumption on cardiometabolic disease, cardiovascular health, and all-cause mortality. J Am Coll Cardiol 62(12):1043–1051

Okubo H, Miyake Y, Tanaka K, Sasaki S, Hirota Y (2015) Maternal total caffeine intake, mainly from Japanese and Chinese tea, during pregnancy was associated with risk of preterm birth: the Osaka Maternal and Child Health Study. Nutrition research. DOI: http://dx.doi.org/10.1016/j.nutres.2015.02.009

Olini N, Kurth S, Huber R (2013) The effects of caffeine on sleep and maturational markers in the rat. PLOS One. DOI:10.1371/journal.pone.0072539

Olsen J (1991) Cigarette smoking, tea and coffee drinking, and subfecundity. American Journal of Epidemiology 133(7):734–739

O'Neill CE, Levis SE, Schreiner DC, Amat J, Maier StF, Bachtel RK (2014) Effects of adolescent caffeine consumption on cocaine sensitivity. Neuropsychopharmacology. DOI:10.1038/npp.2014.278

Oo CY, Burgio DE, Kuhn RC Desai N, McNamara PJl (1995) Pharmacokinetics of caffeine and its demethylated metabolites in lactation: Predictions of milk to serum concentration ratios. Pharm Res 12:313–316

Orbeta RL, Overpeck MD, Ramcharran D, Kogam MD, Ledsky R (2006) High caffeine intake in adolescents: Associations with difficulty sleeping an feeling tired in the morning. J of Adolescent Health 38:451–453

Owens JA, Mindell J, Baylor A (2014) Effect of energy drinks and caffeinated beverage consumption on sleep, mood, and performance in children and adolescents. Nutrition reviews. DOI:10.1111/nure.12150

Pallanti S, Bernardi S, Quercioli L (2006) The shorter PROMIS Questionnaire and the internet addiction scale in the assessment of multiple addictions in a high-school population: Prevalence and related disability. CNS Spectrum 11:966–974

Pasquale LR, Wiggs JL, Willett WC, Kang JH (2012) The relationship between caffeine and coffee consumption and exfoliation glaucoma or glaucoma suspect: A prospective study in two cohorts. Investigative Ophthalmology Visual Science 53(10):6427–6433

Pauli S, James R (1746) A treatise on tobacco, tea, coffee, and chocolate: in which the advantages and disadvantages attending the use of these commodities, are not only impartially considered. Thomson Gale, Farmington Hill

Plichart M, Menegaux F, Lacour B, Hartmann O, Frappaz D, Doz F et al. (2008) Parental smoking, maternal alcohol, coffee and tea consumption during pregnancy and childhood malignant central nervous system tumours: the ESCALE study (SFCE). Eur J Cancer Prev 17(4):376–383

Pohler H (2010) Caffeine intoxication and addiction. J nurse Practitioners 6(1):49–52

Pollak CP, Bright D (2003) Caffeine consumption and weekly sleep patterns in US seventh-, eight-, and ninth-grader. Pediatrics 111:42–46

Pomm D, Svikis D, Dillon P, Dick D, Kendler K (2015) Caffeine withdrawal in college students: Differences by gender and beverage type. Drug Alcohol Dependence e34–e117. DOI: http://dx.doi.org/101016/j.drugalcdep.2014.09.565

Price StR, Hilchey CA, Darredeau C, Fulton HG, Barrett SP (2010) Energy drink co-administration is associated with increased reported alcohol ingestion. Drug and Alcohol Review 29:331–333

Raaska K, Raitasuo V, Laltilla J, Neuvonen PJ (2004) Effect of caffeine-containing versus decaffeinated coffee on serum clozapine concentrations in hospitalised patients. Basic Clinical Pharmacology Toxicology 94:13–18

Rapaport JL, Elkins R, Neims A, Zahn T, Berg CJ (1984) Behavioral and autonomic effects of caffeine in normal boys. Dev Of Pharmacological Therapy 3:74–82

Reissig CJ, Strain, EC, Griffiths RR (2009) Caffeinated energy drinks – A growing problem. Drug Alcohol Dependence 99(1–3):1–10

Rhee J, Kim R, Kim Y, Tam M, Lai Y, Keum N et al. (2015) Maternal caffeine consumption during pregnancy and risk of low birth weight: A dose-response meta-analysis of observational studies. PLoS ONE 10(7):e0132334. DOI:10.1371/journal.pone.0132334

Richards G, Smith A (2015) Caffeine consumption and self-assessed stress, anxiety, and depression in secondary school children. J Psychopharmacology. DOI:10.117/0269881115612404

Riemann D, Nissen C (2011) Substanzinduzierte Schlafstörungen und Schlafmittelmissbrauch. Bundesgesundheitsblatt 54:1325–1331

Riou LM, Ruiz M, Rieger JM, Macdonald TL, Watson DD, Linden J et al. (2002) Influence of propranolol, enalaprilat, verapamil, and caffeine on adenosine A2A-receptor–mediated coronary vasodilatation. J American College of Cardiology 40(9):1687–1694

Rivera-Calimlim L (1977) Drugs in breast milk. Drug Therapy 7:59–66

Robillard R, Bouchard M, Cartier A, Nicolau L, Carrier J (2015) Sleep is more sensitive to high doses of caffeine in the middle years of life. J Psychopharmacol. 29(6):688–697

Ruxton CHS (2013) The suitability of caffeinated drinks for children: a systematic review of randomised controlled trials, observational studies and expert panel guidelines. J of Hum Nutrition & Dietetics. DOI:10.1111/jhn.12172

Saadat SH, Ahmadi K, Panahi Y (2015) The effect of on-demand caffeine consumption on treating patients with premature ejaculation: a double-blind randomized clinical trial. Current Pharmaceutical Biotechnology 16(3):281–287

Samsonsen C, Bratehn G, Reimers A, Helde G, Brodtkorb E (2013) Is dietary caffeine involved in seizure precipitation? Epileps Behavior 28(2):147–150

Santos IS, Matijasevich A, Domingues MR (2012) Maternal caffeine consumption and infant nighttime waking: prospective cohort study. Pediatrics 129:860–868

Savoca MR, Evans CD, Wilson ME, Harshfield GA, Ludwig DA (2004) The Association of caffeinated beverages with blood pressure in adolescents. Arch Pediatr Adolesc Med 158: 473–477

Schmid TE, Eskenazi B, Baumgartner A, Marchetti F, Young S, Weldon R, Anderson D, Wyrobek AJ (2007) The effects of male age on sperm DNA damage in healthy non-smokers. Human Reproduction 22(1):180–187

Schmidt RJ, Romitti PA, Burns TL, Browne ML, Druschel CM, Olney RS (2009) National birth defects prevention study: maternal caffeine consumption and risk of neural tube defects. Research Clin Mol Neonatatology 85:879–889

Seifert SM, Schaechter JL, Hershorin ER, Lipshultz StE (2011) Health effects of energy drinks on children, adolescents, and young adults. Pediatrics 127(3):511–528

Senspiel V, Elind E, Bacelis J, Staffan N, Gove J, Myhre R et al. (2013) Maternal caffeine intake during pregnancy is associated with birthweight but not with gestational length: results from a large prospective observational cohort study. BMC Medicine 11:42 http://wwbiomedcentral.com/1741–7015/11/42 (Zugriff: 06.06.2015)

Shapiro RE (2007) Caffeine and headaches. Neurological Science 28:179–183

Shen J, Qu X, Zhang X (2014) Coffee, tea, and the risk of hip fracture: a meta-analysis. Osteoporosis International 25(1):141–150

Shirley KL, Hon YY, Penzak SR, Lam YWF, Spratlin V and Jann MW (2003) Correlation of cytochrome P450 (CYP) 1A2 activity using caffeine phenotyping and olanzapine disposition in healthy volunteers. Neuropsychopharmacology 28:961–966

Spigset O (1998) Are adverse drug reactions from fluvoxamine caused by concomitant intake of caffeine? European J Clinical Pharmacology 54(8):665–666

Sowell ER, Thompson PM, Holmes CJ, Jernigan TL, Toga AW (1999) In vivo evidence for post-adolescent brain maturation in frontal and striatal regions. Nature Neuroscience 2:859–861

Stavchansky S, Combs A, Sagraves R et al. (1988) Pharmacokinetics of caffeine in breast milk and plasma after single oral administration of caffeine to lactating mothers. Biopharm Drug Dispos 9:285–299

Sun T, Guo J, Chen H, Zhang J, Zhang X, Jiang X, Wang F, Xu Z, Huang X, Sha J, Chan HC (2014) Maternal caffeine exposure impairs insulin secretion by pancreatic β-cells and increases the risk of type II diabetes mellitus in offspring. Cell Biol Int 38(10):1183–1193

Svartberg J, Midtby M, Bönaa KH, Sundsfjord J, Joakimsen RM, Jorde R (2003) The associations of age, lifestyle factors and chronic disease with testosterone in men: the Tromsö Study. Europ J of Endocrinology 149:145–152

Temple JL (2009) Caffeine use in children: What we know, what we have left to learn, and why we should worry. Neuroscience Biobehavioral Res 33(6):793–806

Thomas DB (1988) Neonatal abstinence syndrom. Medical Journal of Australia 148:598

Thompolos ThP, Ntouvelis E, Diamantaras AA, Tzanoudaki M, Baka M, Hatzipantelis E et al. (2015) Maternal and childhood consumption of coffee, tea and cola beverages in association with childhood leukemia: a meta analysis. Cancer Epidemiology. DOI: http://dx.doi.org/10.1016/j.canep.2015.08.009

Tuomilehto J, Tuomilehto-Wolf E, Virtala E, LaPorte R (1990) Coffee consumption as trigger for insulin dependent diabetes mellitus in childhood. British Medical Journal 300(6725):642–643

Ulbricht C, Conquer J, D'Auria D, Isaac R, Lynch M, Rusie et al. (2012) Caffeine clinical bottom line: An evidence-based systematic review by the National Standard Research Collaboration. Alternative Complementary Therapies18(6):324–328

Vasanti SM, Schulze MB, Hu FB (2006) Intake of sugar-sweetened beverages and weight gain: A systematic review. Am J Clinical Nutrition 84(2):274–288

Vida K, Rácz J (2015) Prevalence and consequences of the consumption of alcohol mixed with energy drinks: A literature review. J Caffeine Research 5(1):11–29

Wahlländer A, Paumgartner G (1989) Effect of ketoconazole and terbinafine on the pharmacokinetics of caffeine in healthy volunteers. European J Clinical Pharmacology 37(3):279–283

Waizenegger J, Castriglia S, Winkler G, Schneider R, Ruge W, Kersting M, Alexy U, Lachenmeier DW (2011) Caffeine exposure in children and adolescents consuming ready-to-drink coffee products. J of Caffeine Res 1(4):200–205

Warzak WJ, Evans S, Floress MT, Gross AC, Stoolman S (2011) Caffeine consumption in young children. Journal Pediatrics 158:508–509

Winkelmayer WC, Stampfer MJ, Willett WC, Curhan GC (2005) Habitual caffeine intake and the risk of hypertension in women. JAMA 294(18):2330–2335

Ying HJ, Townsend MK, Curhan GC, Resnick NM, Grodstein F (2011) Caffeine intake and risk of stress, urgency, and mixed urinary incontinence. Journal Urology 185(5):1775–1780

Gesundheitsfördernde Wirkung von Koffein

© Springer-Verlag Berlin Heidelberg 2016
W. Beiglböck *Koffein*,
DOI 10.1007/978-3-662-49564-3_5

In den letzten Jahren erschienen in den Medien immer wieder Artikel über die positiven gesundheitlichen Wirkungen koffeinhaltiger Getränke, vor allem von Kaffee und Tee. Tatsächlich konnten einige wissenschaftliche Arbeiten einen Zusammenhang zwischen z. B. der Höhe des Kaffeekonsums und einer höheren Lebenserwartung feststellen. Wer aber daraus ableitet, dass Koffein für diesen positiven Effekt verantwortlich ist, unterliegt einem der häufigsten Logikfehlern: der Verwechslung von Zusammenhang mit Wirkung. Erfahren Sie in diesem Kapitel, warum es doch nicht immer so klar ist, dass Koffein gesundheitsfördernd ist. Erfahren Sie aber auch, wo und warum Koffein tatsächlich als Medikament eingesetzt wird – nämlich unter anderem dort, wo Sie es wahrscheinlich am wenigsten erwartet haben: bei Säuglingen.

Mortalität

Eine (zumindest vordergründig) gute Nachricht zu Beginn: Studien, die über 1 Million Menschen und deren Kaffeekonsum über mehrere Jahre begleitet haben, zeigten, dass ein geringer bis moderater Kaffeekonsum (1–5 Tassen pro Tag) die Sterbewahrscheinlichkeit – insbesondere bei Frauen – reduziert, überhöhter Konsum jedoch das Gegenteil bewirkt. Ähnlich auch das Ergebnis bei Teetrinkern: mäßiger bis mittlerer Konsum von grünem Tee senkt die Mortalität generell und besonders jene durch Herzkrankheiten; schwarzer Tee ebenfalls, wobei besonders die Sterbewahrscheinlichkeit im Zusammenhang mit Krebserkrankungen geringer wird.

Damit könnte man – wenn man die Tücken der Wissenschaft nicht kennt oder aus marketingtechnischen Gründen ignorieren will – das Kapitel beenden und feststellen, dass das ja alles koffeinhaltige Getränke sind und Koffein daher gesund sein muss. Es gilt jedoch auch hier, was schon im Kapitel über gesundheitsschädigende Wirkungen des Koffeins gesagt wurde: Zusammenhänge sagen nichts über Ursachen aus! So wurden z. B. alle Studien zur gesundheitlichen Wirkung von Grüntee in Japan oder anderen asiatischen Ländern durchgeführt. Japan wiederum ist ein Land, das wie viele asiatische Länder deutlich andere Ernährungsgewohnheiten hat. Neben viel Grüntee wird auch viel Fisch konsumiert. Das sind Konsumgewohnheiten, die ebenfalls das Auftreten verschiedener Erkrankungen mit beeinflussen. – Vielleicht verlängert mehr Fisch und Gemüse das Leben und die Personen, die viel Fisch essen, trinken auch mehr grünen Tee. Vielleicht ist das der wahre Zusammenhang? Andererseits zeigte eine schottische Studie, dass Kaffeetrinker in Schottland ein höheres Einkommen aufweisen als Teetrinker – und viel Geld ist immer ein guter Prädiktor für ein längeres Leben. Aber muss das, was in Schottland gilt, auch anderswo gelten? Kaffeetrinker rauchen meist auch mehr – vielleicht hilft ihnen Kaffee besonders gut gegen die schädlichen Auswirkungen des Tabakkonsums und es sind nur Raucher, die davon profitieren? Andererseits haben Raucher generell einen ungesünderen Lebensstil, betreiben weniger Sport und trinken mehr Alkohol, vielleicht wäre in diesen Studien Kaffee also noch wirksamer, wenn man Nichtraucher ist?

Kurz zusammengefasst sagen diese Studien nichts darüber aus, ob es wirklich Kaffee, Tee oder eben Koffein ist, die das Leben verlängern. Und sie sagen auch nichts darüber aus, wem genau das Leben damit verlängert wird. Und um die Sache noch komplizierter zu machen: In Kaffee und Tee sind neben Koffein zusätzliche pflanzliche Wirkstoffe, die erst im Zusammenwirken mit Koffein ihre gesundheitsfördernde Wirkung entwickeln können. Manchmal ist Koffein aber auch gar nicht nötig, um positive Wirkungen zu erzielen: so kann auch entkoffeinierter Kaffee die sogenannte Autophagie (auto lat. = selbst, phagein griech. = verdauen) anregen, eine Art innerzellulärer Qualitätssicherungsmechanismus, der unbrauchbare Zellbestandteile vernichtet, aber auch dafür sorgt, dass eingedrungene Krankheitserreger absterben.

Wenn wir also die tatsächlichen mit Koffein verbundenen gesundheitsfördernden Wirkungen herausfinden wollen, benötigt es einer etwas differenzierteren Betrachtungsweise, wobei eine klare Antwort, ja oder nein, in der Wissenschaft meist recht schwierig ist. Die Medizin behilft sich daher mit sogenannten „Evidenzklassen":

Wissenschaftliche
Qualitätssicherung

▪▪ Klasse A

Es liegen mehr als zwei randomisierte (d. h. die Zuteilung zu einer Behandlungsgruppe mit Koffein und einer Placebogruppe erfolgte zufällig) Studien vor, sowie gute und schlüssige Literatur, vor allem Metaanalysen (statistische Auswertung aller verfügbaren Untersuchungen zu dieser Fragestellung). Koffein wird für diese Anwendungsbereiche empfohlen.

▪▪ Klasse B

Es liegen ein bis zwei randomisierte Studien vor, oder mehr als eine Metaanalyse oder andere qualitativ wertvolle Fallstudien. Koffein sollte in diesen Anwendungsbereichen wirksam sein.

▪▪ Klasse C

Es liegen statistisch mangelhafte oder einander widersprechende Studien vor. Koffein könnte möglicherweise für diese Bereiche wirksam sein.

5.1   Die A-Klasse: Koffein als „Medikament"

5.1.1 Koffein hilft (nicht nur) Frühgeborenen besser zu atmen

Verbesserte Atmung

Nachdem Sie im vorhergehenden Kapitel von den teilweise gravierenden Auswirkungen von Koffein auf das Ungeborene gelesen haben, mag es vielleicht sehr verwunderlich erscheinen, dass auf Intensivstationen bei Frühgeborenen, die vor der 30. Schwangerschaftswoche geboren wurden, Koffein das am häufigsten verordnete Medikament darstellt. Auf diesen Stationen ist die Apnoe, ein Atemstillstand von mehr als 30 Sekunden, die häufigste Erkrankung der Atemwege. Koffein stimuliert die Atmung und erleichtert daher diesen Kindern zu überleben und weniger Folgeschäden davon zu tragen. Es verhindert auch das Auftreten einer bronchopulmonalen Dysplasie – einer Erkrankung, die durch die Beatmungstherapie, welche bei diesen Kindern notwendig ist, verursacht werden kann. Kinder, die an dieser Erkrankung leiden, haben einen, auch über die Säuglingsphase hinausgehenden, zusätzlichen Sauerstoffbedarf.

Lange Zeit machte man sich Sorgen, dass diese Kinder durch die frühe Koffeingabe im späteren Leben vor allem an Schlafstörungen leiden könnten. Neuere Studien konnten jedoch zeigen, dass bei den dann 5- bis 12-jährigen Kindern kein signifikanter Unterschied zwischen jenen besteht, die Koffein erhalten haben, und jenen, die ohne Koffein behandelt wurden. Insgesamt scheint die frühe Koffeingabe keinerlei negativen Einfluss auf den Gesundheitsstatus oder spätere Verhaltensprobleme zu haben. Was die bei Frühgeborenen häufiger anzutreffenden motorischen Entwicklungs- und Koordinationsdefizite betrifft, scheint Koffein sogar einen geringen Schutzeffekt zu haben. Während in der Koffeingruppe 11,3% der Frühgeborenen im Alter von 5 Jahren motorische Störungen aufwiesen, waren dies in einer Placebogruppe 15,2%.

Koffein lässt aber auch Erwachsene besser atmen. Es ist, genauso wie sein Metabolit Theophyllin, das bei Asthma verordnet wird, ein Methylxanthin (siehe physiologische Wirkung). Diese Substanzen „öffnen" die Atemwege und erleichtern somit das Atmen. Koffein erleichtert die Reinigung der Atemwege und stärkt die Ausdauer der Atemmuskulatur. Daher werden diese Substanzen bei all jenen Erkrankungen eingesetzt, bei welchen der Atemfluss beeinträchtigt ist, also z. B. bei Asthma und chronisch obstruktiver Lungenerkrankung. Da Koffein allerdings schwächer wirkt als Theophyllin, wird – außer eben bei „Frühchen" – im Regelfall letzteres verordnet.

5.1.2 Koffein und kognitive Leistungsfähigkeit

Wie bereits in ▶ Kap. 3 über die physiologische Wirkung von Koffein berichtet, ist Koffein ein mildes Stimulans und hat daher durchaus positive Auswirkungen auf unsere kognitive Leistungsfähigkeit.

So verbessert sich die Leistung vor allem bei relativ einfachen Routineaufgaben, was verbesserte Leistungen z. B. beim Autofahren bedingen kann. Bei unbekannten, wenig eingeübten Aufgaben geht dieser Effekt jedoch verloren oder kehrt sich sogar ins Gegenteil. Koffein scheint zu einem schnelleren, aber nicht immer genaueren Arbeiten zu führen. Dies gilt vor allem, wenn man nur wenig Möglichkeit zum Schlafen hatte. Unausgeschlafen wirkt Koffein besser. Die Wirkung unterscheidet sich auch abhängig vom Ausmaß des gewohnheitsmäßigen Koffeinkonsums. Personen, die viel Koffein konsumieren, erleben deutlich positivere Wirkungen des Koffeins als Personen, die nur wenig konsumieren. Dies hängt teilweise mit einem Effekt zusammen, der sich „withdrawal reversal" nennt. Hochkonsumenten kommen schneller in den Koffeinentzug, weswegen Koffein die Leistung steigert, weil er die negativen Wirkungen des Entzugs wieder aufhebt. Dies erklärt jedoch nicht die insgesamt bessere Leistung. Aus all diesen Gründen kann man auch nur schwer Empfehlungen geben, wie viel Koffein eine bestimmte Person konsumieren muss, um positive Effekte zu erzielen, da sich zusätzlich Männer und Frauen im Ausmaß dieser Wirkung unterscheiden …

Allerdings sind diese Ergebnisse nicht ganz unabhängig von einem Placeboeffekt. Wie bei vielen anderen psychoaktiv wirkenden Substanzen führt bereits der Glaube sie eingenommen zu haben dazu, dass die Leistung gesteigert wird. So steigert allein der Glaube Koffein eingenommen zu haben schon die Herzfrequenz. Dies gilt auch für die Leistungsfähigkeit. In einem Experiment wurde allen Personen koffeinfreier Kaffee verabreicht und verschiedenen Personen unterschiedliche Angaben über den Koffeingehalt gemacht. Dabei zeigte sich sogar ein „Dosis"-Wirkungs-Zusammenhang: Die Wachsamkeit und die motorische Leistungsfähigkeit wurden umso besser, je mehr des vermeintlichen Koffeins die Personen **glaubten** konsumiert zu haben! Personen, die annehmen, dass Koffein ihre Leistung steigert, haben auch tatsächlich eine bessere kognitive Leistung, als Personen, die dies nicht annehmen.

Des Weiteren liegen relativ robuste Ergebnisse dafür vor, dass Koffein die Aufnahme von neuen Lerninhalten und das Gedächtnis fördert. Dies gilt einerseits für das Arbeitsgedächtnis (d. h. für das kurzfristige Merken weniger Gedächtnisinhalte, um akute Aufgaben erledigen zu können), andererseits auch für das Langzeitgedächtnis. Dieser Effekt liegt nicht nur daran, dass wir wacher sind

Verbesserte Leistung bei Routineaufgaben

Placeboeffekt

Verbesserung der Gedächtnisleistung

und uns daher mehr merken, sondern dass jene Gehirnzellen, die für das Langzeitgedächtnis zuständig sind, Calcium benötigen, um ihre Arbeit verrichten zu können – je mehr Calcium, desto besser das Langzeitgedächtnis. Wie schon weiter oben dargestellt, sorgt Koffein dafür, dass mehr Calcium vorhanden ist – vor allem im Hippocampus, jenem Teil des Gehirns, der bei der Einspeicherung von Lerninhalten ins Langzeitgedächtnis eine wichtige Schlüsselfunktion einnimmt. Außerdem dürfte Koffein dazu beitragen, dass die dafür nötigen Nervenzellen mehr Verbindungen zu den Nachbarzellen herstellen und somit besser vernetzt sind. Koffein verändert vielleicht unser Gehirn tatsächlich substantiell.

Und noch einen weiteren Effekt dürfte Koffein haben: Die neuronalen Netzwerke, die wir benötigen, um uns etwas länger zu merken, werden während des Schlafes gebildet bzw. verstärkt („long term potentiation"). Schlafen wir zu wenig, kommt es zu weniger starken Verbindungen. Koffein kann diesen, durch Schlafentzug verursachten, Gedächtnisproblemen entgegenwirken, indem es eben Nervenverbindungen wachsen lässt. Es scheint daher durchaus sinnvoll sich mit Koffein zu „dopen", wenn man vor einer Prüfung viel lernen muss und dabei zu wenig Schlaf bekommt. Dies gilt selbst dann, wenn wir Koffein erst nach dem Lernen zu uns nehmen. Allerdings sollte man auch daran glauben, dass Koffein Aufmerksamkeit, Konzentration und Reaktionszeit verbessert – das hilft zumindest zusätzlich …

5.1.3   Koffein als Dopingmittel

Erlaubtes Dopingmittel

2004 wurde von der World Anti-Doping Agency, jener Behörde, die im Leistungssport für die Verhinderung unerlaubten Dopings zuständig ist, Koffein von der Liste verbotener Substanzen gestrichen. Dies geschah allerdings nicht, weil Koffein nicht wirksam ist, sondern weil der definierte Grenzwert von 12 µg pro Liter im Urin (ca. 5–6 Tassen Kaffee zu 100 mg in den letzten Stunden vor der Messung) nicht wirklich aussagekräftig ist. Es konnte nämlich kein gesicherter Zusammenhang zwischen Ausmaß der Leistungsverbesserung und der tatsächlich aufgenommenen Koffeinmenge entdeckt werden. Aufgrund des Gewöhnungseffektes und interindividueller Wirksamkeitsunterschiede ist nämlich im Einzelfall unklar, welche Mengen wirklich wirksam sind. Da sich Koffein außerdem in einer Unmenge legaler und alltäglich konsumierter Getränke wiederfindet, erschien ein weiteres Verbot sinnlos. Seither darf Koffein in jeder beliebigen Menge eingesetzt werden. Daher existieren mittlerweile ganze Handbücher, bei welcher Sportart wie viel Koffein zu welchem Zeitpunkt (während des Trainings, vor oder während des

Wettkampfes) konsumiert werden soll oder wie lange man vor dem Wettkampf kein Koffein konsumiert haben sollte, um einen Gewöhnungseffekt zu verhindern und so weiter. All dies, um eine optimale sportliche Leistung erbringen zu können.

Koffein ist unzweifelhaft eine ergogene Substanz, eine Substanz, die die sportliche Leistungsfähigkeit steigern kann. Welcher Mechanismus für den sportlichen Leistungszuwachs letztendlich zuständig ist, ist allerdings noch unklar. Einerseits wird es wohl durch die direkte Stimulation des Zentralnervensystems erfolgen, wodurch Müdigkeitserscheinungen später auftreten oder später wahrgenommen werden und Konzentration und Aufmerksamkeit gefördert werden und die Schmerzwahrnehmung gedämpft wird. Andererseits soll Koffein direkten Einfluss auf die Muskelkraft und Ausdauer haben, da es die Kontraktilität der Muskeln fördert. Außerdem dürfte das für die Energieversorgung wichtige Glykogen länger zur Verfügung stehen. Die eindeutigsten Ergebnisse hinsichtlich der ergogenen Wirkung von Koffein liegen für den Ausdauerbereich vor. Schon 3–6 mg Koffein pro Kilogramm Körpergewicht führt zu einem signifikanten Leistungszuwachs bei Ausdauerleistungen. Eine besonders gute Wirksamkeit zeigt Koffein dabei bei einer Aufnahme gegen Ende einer längeren Belastungsdauer. Koffein erhöht aber auch die Sprintfähigkeit oder die Passgenauigkeit bei Rugbyspielern und vieles mehr. Einzig bei Sportarten, bei denen der Erfolg überwiegend auf genau umschriebenen Fähigkeiten (wie etwa Golf oder Schießsportarten) oder auf einmaligen extremen Kraftleistungen (wie Gewichtheben) beruht, ist die leistungssteigernde Wirkung von Koffein noch etwas umstritten.

Muskelkraft

5.2 Die B-Klasse: Wo Koffein wahrscheinlich positive Wirkung hat, man aber auf das „Wenn und Aber" achten muss

5.2.1 Koffein als Schmerzmittel?

Der Einsatz von Koffein als Analgetikum ist eine zweischneidige Angelegenheit, da Koffein beispielsweise Kopfschmerzen auch verursachen kann – nämlich wenn es zu einem Koffeinentzug kommt. Wird dann Koffein zu sich genommen, nehmen diese Kopfschmerzen selbstverständlich wieder ab und Koffein hat somit eine schmerzstillende Wirkung. Dieser Effekt scheint weit häufiger zu sein als angenommen. So existieren Studien, die belegen, dass der nicht so seltene postoperative Kopfschmerz häufig durch den Koffeinentzug bedingt ist und durch eine intravenöse Gabe von

Koffein als Schmerzmittel: ja und nein

Koffein vor der Operation verhindert werden kann, wenn aufgrund des Konsummusters der Betroffenen ein Koffeinentzug zu erwarten ist. Auch das gehäufte Auftreten von Migräne und Kopfschmerzattacken an den Morgen eines Wochenendes wird damit im Zusammenhang gebracht. Man schläft länger als üblich, trinkt später seinen Kaffee und löst damit einen Entzugskopfschmerz aus – Koffein wirkt dann wieder gegen die Kopfschmerzen.

Allerdings gibt es bestimmte Arten des Kopfschmerzes, die auf die Gabe von Koffein positiv ansprechen könnten, ohne dass ein Entzugssyndrom vorliegt.

So z. B. bei einem „hypnic headache", das sind Kopfschmerzattacken, die meist ältere Menschen und dreimal häufiger Frauen als Männer betreffen. Diese Schmerzen treten meist am sehr frühen Morgen auf. Dabei konnte gezeigt werden, dass eine Tasse Kaffee vor dem Schlafengehen hilfreich sein kann. Trotzdem sollte man dies nicht ohne Rücksprache mit dem Arzt tun, da diese Attacken auch durch andere Erkrankungen, wie Schlafapnoe oder Bluthochdruck, verursacht werden können, wo Koffein möglicherweise kontraindiziert ist.

Andere Arbeiten berichten auch von einem positiven Effekt bei Kopfschmerzen, die nach einer postduralen Punktion des unteren Rückenmarkbereichs auftreten können (d. h. die Haut, die das Gehirn und das Rückenmark umgibt, muss durchstochen werden), z. B. nach einer Entnahme der dort befindlichen Körperflüssigkeiten zu diagnostischen Zwecken.

Vor kurzem wurde auch erfolgreich versucht, akute Migräneanfälle mit 60 mg Koffein, intravenös verabreicht, zu behandeln. Warum dies allerdings wirkt, ist den Autoren auch nicht wirklich klar. Sie spekulieren über die schmerzregulierenden Aspekte des Adenosin und dass Koffein der Wirkung des Adenosin entgegenwirkt und auch Prozesse in Gang bringt, die Schmerz dämpfen können (zentrale noradrenerge Bahnen).

Koffein als Zusatz zu Schmerzmitteln

Dies sind jedoch noch nicht ausreichend abgesicherte Wirkungen von Koffein. Ziemlich gesichert ist jedoch die adjuvante, zusätzliche Wirkung von Koffein bei üblichen Schmerzmitteln. Im Regelfall ist vor allem die Kombination von Paracetamol und Ibuprofen mit Koffein der Verabreichung eines Monopräparates dieser Substanzen zumindest numerisch überlegen – wenn auch nicht immer die statistische Signifikanz erreicht wird. 100 mg – so viel wie in einer guten Tasse Kaffee – reicht schon aus, um die Wirkung dieser Medikamente bei beispielsweise Zahn- und Kopfschmerzen oder nachgeburtlichen Schmerzen zu verstärken. Allerdings ist der Effekt nicht ausgesprochen ausgeprägt: rein statistisch betrachtet müssen 15 Patienten mit diesen Kombinationspräparaten behandelt werden, bis einer einen Vorteil davon hat – aber vielleicht sind ja gerade Sie dieser Fünfzehnte.

Leider gilt das nicht für andere schmerzstillende Mittel, die nicht zu den „klassischen" Analgetika gehören, aber zunehmend bei bestimmten Arten von Schmerzen (rheumatoide Arthritis, neuropathische Schmerzen etc.) verordnet werden. Diese ursprünglich gar nicht als Schmerzmittel, sondern als z. B. Antidepressiva oder Antiepileptika entwickelten Medikamente zeigten gleichsam als Nebenwirkung schmerzdämpfende Eigenschaften. Viele dieser Medikamente wirken allerdings über das Adenosinsystem, das sich nicht nur zentral im Gehirn, sondern in vielen Bereichen unseres Körpers breit gemacht hat. Daher kann Koffein z. B. die schmerzdämpfende Wirkung von Substanzen wie Amitriptylin, Carbamazepin, Venlafaxin, Tramadol und Gabapentin beeinflussen. Alles Substanzen, die derzeit als Medikamente verordnet werden. Es ist aber noch völlig unklar, wie viel Koffein welche Medikamente in welcher Stärke beeinflusst.

Gleiches gilt auch für die nichtmedikamentöse Behandlung von Schmerzen durch Akupunktur. Wie sich in der letzten Zeit herausgestellt hat, führt das Einführen der Nadel unter anderem an diesen Stellen des Gewebes zu einer erhöhten Ausschüttung von Adenosin. Koffein als Gegenspieler vermindert daher die Wirkung der Akupunktur. Es wird empfohlen, einige Stunden vor einer Akupunktursitzung kein Koffein zu sich zu nehmen, da aber Akupunktur auch langfristig wirkt, bleibt die Frage offen, ob nicht auch regelmäßiger Koffeinkonsum während einer Akupunkturbehandlung deren Effektivität beeinträchtigt. Auch die Wirkung einer anderen lokalen Schmerzbehandlungstechnik, der sogenannten transkutanen elektrischen Nervenstimulation („Reizstromtherapie), bei der über Elektroden elektrische Impulse auf den Muskel übertragen werden, wird durch Koffein abgeschwächt.

Der Einsatz von Koffein als Schmerzmittel ist daher eine recht komplexe Angelegenheit … von möglichen Nebenwirkungen ganz zu schweigen.

Akupunktur

5.3 Die C-Klasse: Koffein kann noch nicht empfohlen werden, aber es gibt Hinweise, dass es in diesen Bereichen positive Wirkungen hat

5.3.1 Die „Schaufensterkrankheit"

Claudicatio intermittens (claudicatio lat. = Hinken, intermittens lat. = unterbrechen) ist ein Symptom der peripheren arteriellen Verschlusskrankheit, bei der es durch die Minderdurchblutung der Waden zu Schmerzen kommt und man zu hinken

Claudicatio intermittens

beginnt. Nachdem man dann einige Zeit gestanden ist, vergehen die Schmerzen wieder – daher „Schaufensterkrankheit". Manche Personen versuchen das für sie peinliche Stehen-bleiben-Müssen dadurch zu kaschieren, dass sie alle Schaufenster betrachten, die sich auf ihrem Weg befinden. In einer placebokontrollierten Studie erhielten Patienten 6 mg Koffein pro Kilogramm Körpergewicht, nachdem sie 2 Tage lang kein Koffein konsumieren durften. Koffein konnte die Strecke, die diese Personen bis zum Stehenbleiben gehen konnten, signifikant verlängern. Sie zeigten eine größere Muskelkraft und Ausdauer, allerdings litt das Balancegefühl ein wenig darunter.

5.3.2 Gewichtsabnahme

Schlankheitsmittel

In einigen Präparaten und über das Internet erwerbbaren Zubereitungen befindet sich Koffein, das angeblich dazu beitragen soll, Gewicht abnehmen zu können. Koffein soll den Hunger unterdrücken und da es den Körper stimuliert auch mehr Energie verbrauchen. In einigen Studien konnte auch gezeigt werden, dass Koffein dabei helfen kann, dass man nach dem Abnehmen nicht wieder Gewicht zunimmt, vor allem wenn man Koffein in Form von grünem Tee zu sich nimmt. Allerdings dürfte Koffein, wenn überhaupt, nur einen äußerst geringen Effekt zusätzlich zu einer kalorienreduzierten Diät haben. Das alles gilt selbstverständlich auch nur dann, wenn Koffein in einer kalorienneutralen Art und Weise konsumiert wird. Die Hoffnung mit Koffein abnehmen zu können wird noch geringer, wenn man Kaffee mit viel Zucker und in Form von hochkalorischen Softdrinks zu sich nimmt.

5.3.3 Lässt Koffein die Haare sprießen? Koffein in der Kosmetik

Koffeinshampoo

Koffeinshampoos werben damit, den Haarwuchs zu fördern und dünnes Haar zu verbessern. Aber ist das wirklich wahr oder profitieren diese Shampoos nur vom energiefördernden Image des Koffeins? Zumindest kann Koffein tatsächlich durch die Haut aufgenommen und bereits 5 Minuten nach dem Auftragen im Blut nachgewiesen werden. Wenn man diese Shampoos zumindest 2 Minuten einwirken lässt, bleibt Koffein für bis zu 48 Stunden in den Haarwurzeln. Bei längerer Einwirkzeit ist vor allem bei empfindlicher Haut allerdings mit Hautreizungen zu rechnen. Man müsste diese Shampoos also regelmäßig verwenden, um genug Koffein aufzunehmen. Aber nützt es auch etwas? Alle dazu notwendigen Untersuchungen waren sogenannte In-vitro-Untersuchungen mit isolierten Haarfollikeln in der Petrischale, zwar nicht nur mit Tierzellen, sondern auch mit menschlichen Hautzellen. In diesen Fällen konte tatsächlich nachgewiesen werden, dass, wahrscheinlich durch die verbesserte Durchblutung und die Stimulierung der Energieversorgung der Zellen und bei männlichen Haarzellen auch durch die Reduzierung des Testosterons, Haare tatsächlich schneller wachsen. Allerdings gibt es derzeit keine einzige Studie, die belegt, dass Koffeinshampoos im wirklichen Leben tatsächlich zu mehr Haarwuchs führen. Dies erstaunt umso mehr, als einige dieser Laborversuche von Produzenten dieser Shampoos finanziert wurden. Warum finanzieren sie nicht Studien bei Menschen, die tatsächlich an Haarausfall leiden? Bis zum Nachweis des Gegenteils muss daher davon ausgegangen werden, dass diese Shampoos kaum dazu beitragen, den Haarwuchs im wirklichen Leben in bedeutender Art und Weise zu begünstigen – sonst wären wohl weniger Männer mit Glatze unterwegs. Apropos: Koffeinhaltige Getränke nützen übrigens mit Sicherheit nichts, da das Koffein nicht in relevantem Ausmaß bis zu den Haarzellen vordringen kann.

Wie sieht es aber bei anderen kosmetischen Anwendungen aus? So spielt beispielsweise bei Cellulitis die Ansammlung des Unterhautfettes in bestimmten Körperregionen eine große Rolle. Da Koffein einige zelluläre Prozesse anregt, die mit der Lipolyse, der Fettaufspaltung, in Zusammenhang stehen, war es naheliegend, Koffein auch zur Cellulitisbehandlung einzusetzen. Bei Schweinen und Ratten konnte auch nachgewiesen werden, dass es zu einem vermehrten Zellabbau kommt und sich die Hautstruktur verbessert. Auch hier finden sich nur wenige Studien, die nachweisen, ob diese Cremes auch beim Menschen erfolgreich sind. Eine Studie an 15 koreanischen Frauen zeigte, dass das Auftragen einer 3,5%igen Koffeinlösung über 6 Wochen zu einer ca. 2%igen Umfangminderung an Hüften und Oberarmen führte. In einer früheren Studie konnte ein ähnlicher Effekt bei mehr Frauen auch mittels einer 7%igen Koffeincreme festgestellt werden. Obwohl diese Studien den üblichen wissenschaftlichen Qualitätskriterien entsprechen, reichen sie allerdings nicht aus, um diesen positiven Effekt schon als wissenschaftlich gesichert zu sehen. Ein Schelm wer Schlechtes dabei denkt, wenn man erfährt, dass eine Studie von einer koreanischen Firma finanziell unterstützt wird, die eine mit 3,5% angereicherte Schlankheitscreme herstellt, und für die andere Studie eine 7%ige Creme von einer anderen Firma uneigennützig zur Verfügung gestellt wurde.

Cellulitis

Herpes

Koffein könnte aber trotzdem positive Wirkungen bei Hauterkrankungen und bei der Prävention derselben haben. Ermutigende Ergebnisse gibt es unter anderem bei der Behandlung von Herpes mit auf die Haut aufgetragenen koffeinhaltigen Cremes und Gels. Koffein stärkt die Barrierefunktion vor allem der männlichen Haut und behindert die Vermehrung bestimmter Herpesviren – vor allem jener, die sich im Lippenbereich ansiedeln. Ob dies jedoch den bereits jetzt eingesetzten Behandlungsmöglichkeiten überlegen ist, muss derzeit noch offen bleiben.

5.3.4 Koffein und Krebs

Kaffee und Krebs

Noch im Jahre 2009 nahmen mehr als 30% der vom World Cancer Research Fund befragten Personen, die im Gesundheitsbereich tätig waren, an, dass Kaffee Krebs auslösen kann. Mittlerweile weisen alle vorhandenen Studien darauf hin, dass zumindest Kaffee das Risiko nicht erhöht und bei manchen Krebsarten wahrscheinlich sogar senken kann. Da Krebs eine sich meist langsam entwickelnde Krankheit ist und kaum jemand über längere Zeit Koffein in reiner Form zu sich nimmt, sind die Nachweise, ob Koffein oder andere im Kaffee enthaltene Polyphenole dafür verantwortlich sind, sehr schwierig und nur sehr selten möglich. – Die meisten Forscher gehen allerdings davon aus, dass eher die im Kaffee enthaltenen Chemikalien für die gelegentliche positive Wirkung zuständig sind. Einzelne Ergebnisse weisen zwar darauf hin, dass Koffein das Absterben von Krebszellen bei bestimmten Lungenkrebsarten fördert oder die Wirkung bestimmter Chemotherapeutika, die bei Lungenkrebs oder bei bösartigen Knochentumoren, die in die Lunge metastasiert haben, verstärken kann, oder dass Koffein bestimmte Leberkrebszellen für eine Bestrahlungsbehandlung anfälliger macht, jedoch sind entsprechende Langzeitstudien dazu kaum machbar. Eine rezente Studie – allerdings an Mäusen – liefert auch Hinweise darauf, dass Koffein die Immunantwort des Körpers stärkt, wenn sich Tumorzellen zu bilden beginnen und diese unschädlich machen könnten. Allerdings sind dies alles noch keine sicheren Belege für die direkte Antitumorwirkung von Koffein.

Im Folgenden kann daher im Regelfall meist nur von Studien berichtet werden, die den Kaffeekonsum betrachtet haben, wobei auch diese Studien nur bedingte Aussagekraft haben, da einige Autoren auch – je nach Krebsart – die Zubereitungsmethode (Filterkaffee oder ungefiltert) des Kaffees dafür verantwortlich machen, ob ein positiver Effekt vorhanden ist oder nicht. Ein Umstand, der in den meisten Studien keine Berücksichtigung findet.

■■ Hautkrebs

Am eindeutigsten lässt sich die positive Wirkung von Koffein noch bei bestimmten Hautkrebsarten bestimmen: Einige Studien konnten nachweisen, dass durch UV-Strahlen geschädigte menschliche Hautzellen durch Koffein schneller absterben und dadurch nicht krebsartig entarten können. Interessanterweise zeigten Tierversuche auch, dass dies nicht nur beim Auftragen auf die Haut mittels koffeinhaltiger Salben, sondern auch bei oralem Konsum der Fall ist. Es nimmt daher nicht wunder, dass epidemiologische Studien belegen konnten, dass der Konsum koffeinhaltigen Kaffees mit über 400 mg Koffein pro Tag zu einer deutlichen Reduktion des Auftretens eines bösartigen Hautkrebses führen kann – vor allem an jenen Stellen, an denen der Körper starker Sonnenbestrahlung und somit UV-Bestrahlung ausgesetzt ist. Dieser Effekt lässt sich auch bei gutartigen Hautkrebsarten wie dem Basalzellkarzinom nachweisen: je mehr Koffein konsumiert wird, desto geringer wird die Wahrscheinlichkeit, dass man darunter leidet. Insgesamt kann man laut neuester Analyse der vorliegenden Daten annehmen, dass bereits ab einem Konsum von einer Tasse koffeinierten Kaffee pro Tag das Hautkrebsrisiko um 4% sinkt.

UV-Belastung

■■ Brustkrebs

Nachdem anfänglich widersprüchliche Ergebnisse vorlagen, ob Kaffee das Auftreten von Brustkrebs reduzieren kann, kristallisiert sich jetzt zunehmend heraus, dass dies nur für bestimmte Brustkrebsarten und für bestimmte Personen zutrifft. So gibt es einen negativen Zusammenhang zwischen Kaffeekonsum und Östrogenrezeptor negativem Brustkrebs (d. h. die Brustkrebszellen haben keine Rezeptoren für das Hormon Östrogen), wenn bestimmte Mutationen vorliegen und für postmenopausale Frauen. Interessanterweise auch für Frauen, die mit einem bestimmten Krebsmedikament – Tamoxifen – behandelt wurden. Diese Frauen wiesen geringere Rückfallraten auf, wenn sie mehr als 2 Tassen Kaffee pro Tag getrunken hatten. Tamoxifen ist übrigens ein Medikament, das die Östrogenrezeptoren der Krebszellen hemmt. Die Autoren schreiben dabei auch dem Koffein eine gewisse Wirkung zu. In der Petrischale reduziert Koffein die Zellteilung von Brustkrebszellen und erhöht den Zelltod von Krebszellen – eben besonders in Kombination mit Tamoxifen.

Östrogen

■■ Prostatakrebs

Erst in den letzten Jahren zeigten einige Studien, dass Kaffeetrinken möglicherweise das Auftreten von Prostatakrebs reduzieren kann, frühere Studien konnten einen derartigen Zusammenhang

Rezidiv bei Prostatakrebs

nicht belegen. Vielleicht liegt es auch daran, dass nicht alle gleich davon profitieren. Neuere Studien weisen eher darauf hin, dass ein der Diagnose vorangegangener Kaffeekonsum mit einem selteneren Wiederauftreten des Krebses nach erfolgreicher Behandlung assoziiert ist und auch mit einem besseren Verlauf der Erkrankung insgesamt. Auch hier gibt es Hinweise darauf, dass nicht nur Kaffeeinhaltsstoffe, sondern auch Koffein selbst zu diesem Effekt beitragen könnte: Koffein beschleunigt auch bei entarteten Prostatakrebszellen den Zelltod, auch wenn es oral aufgenommen wird und vor allem wenn die Koffeinaufnahme mit körperlicher Bewegung verbunden ist – allerdings wieder nur im Tierversuch, da solche Studien aus ethischen Überlegungen bei erkrankten Menschen nur schwer möglich sind.

▪▪ Weibliche Fortpflanzungsorgane

Eierstockkrebs

Auch wenn hier die Studienlage noch nicht eindeutig ist, scheint ein höherer Koffeinkonsum auch mit einem reduzierten Risiko für das Auftreten eines Eierstock- oder Gebärmutterkrebses einherzugehen. Während bei Eierstockkrebs von einigen Autoren nicht Koffein, sondern andere Pflanzenstoffe im Kaffee dafür verantwortlich gemacht werden, scheint dies beim Gebärmutterkrebs umgekehrt zu sein. Allerdings ist dabei noch vieles unklar. So ist dieser Effekt bei japanischen Frauen ausgeprägter als bei europäischen Frauen und bei adipösen mehr als bei schlanken.

▪▪ Leberkrebs

Schützt Koffein vor Leberkrebs?

Bei Leberkrebs sind die Daten etwas konsistenter. Im Wesentlichen zeigen nahezu alle Studien, dass Kaffeekonsum mit einem reduzierten Auftreten von Leberkrebs verbunden ist – je mehr, desto besser: Bei mehr als 8 Tassen Kaffee pro Tag sinkt die Wahrscheinlichkeit des Auftretens um bis zu 72%. Am wahrscheinlichsten wird diese Wirkung durch die antientzündliche Wirkung von Kaffee verursacht. Dass dabei auch Koffein selbst eine Rolle spielt, könnte man daraus schließen, dass eine große europäische Studie diesen schützenden Effekt beim Konsum koffeinfreien Kaffees nicht feststellen konnte.

▪▪ Darmkrebs

Rezidiv bei Darmkrebs

Die Studien der letzten Jahre deuten zunehmend darauf hin, dass der protektive Effekt von Kaffee auch für Darmkrebs gelten könnte. Auch ein geringer Konsum ist bereits mit einem reduzierten Risiko verbunden. Bei Patienten, die sich bereits einer erfolgreichen Darmkrebsbehandlung unterzogen haben, scheint allerdings ein höherer Konsum nötig, um diesen Effekt zu erreichen: In einer Studie sank das Risiko eines neuerlichen Auftretens bei 4 oder mehr Tassen Kaffee pro Tag um bis zu 42%. Mit einem reduzierten Rückfallrisiko ist auch eine erhöhte Überlebensrate verbunden. Auch bei dieser Krebsart trat dieser Effekt nur dann auf, wenn koffeinhaltiger Kaffee konsumiert wurde, woraus die Autoren den Schluss ziehen, dass er durch Koffein verursacht wird – auch wenn sie sich nicht erklären können, wie genau Koffein in diesem Fall seine wahrscheinlich krebsreduzierende Wirkung entfaltet.

■■ Speiseröhrenkrebs

Bezüglich dieser Krebsart liegen sehr inkonsistente Ergebnisse vor. Während in Brasilien und China schützende Effekte gefunden wurden (allerdings nur für Kaffee und grünen Tee, nicht für Schwarztee), konnte dieser protektive Effekt in Europa nur bei Rauchern gesehen werden, in Brasilien aber wieder generell. Wobei Südostasien zu jenen Ländern gehört, die weltweit eine der höchsten Raten an Ösophaguskrebs aufweisen.

Unklare Ergebnisse bei Speiseröhrenkrebs

■■ Hirntumor

Auch beim Gliom, einem von Gliazellen, dem Stützgewebe des Gehirns abstammenden Tumor wird ein gewisser schützender Effekt des Koffeins diskutiert. Koffein kann, im Gegensatz zu vielen anderen Substanzen, die Blut-Hirn-Schranke durchdringen – jene Barriere mit dem sich das Gehirn vor dem schädlichen Einfluss von Krankheitserregern und Giftstoffen schützt. Koffein kann dann möglicherweise direkt im Gehirn wirksam werden und die Ausdifferenzierung und Ausbreitung von entarteten Zellen behindern. Ob dies aber klinische und präventive Auswirkungen hat, bleibt noch offen.

Koffein durchdringt Blut-Hirn-Schranke

5.3.5 Demenz

Aufgrund der demographischen Entwicklung und des immer höheren Lebensalter, das wir erreichen können, gehen alle Prognosen davon aus, dass die Erkrankungen, die mit einem altersbedingten kognitiven Abbau einhergehen, zunehmen werden. Menschen beginnen sich mit zunehmendem Alter vor dementiellen Erkrankungen zu fürchten und versuchen diesen mit allen Mitteln vorzubeugen. Da Hirntraining und gesteigerte geistige Tätigkeit, sowie körperliche Betätigung (alles Faktoren, die den kognitiven Abbau bremsen können), recht anstrengend sein können, versuchen wir auch alle möglichen Präparate einzunehmen, die dies verhindern sollen. Da Koffein unmittelbar

Geringgradige kognitive Defizite

Demenz vom Alzheimertyp

nach dem Konsum viele kognitive Leistungen fördern kann, war es daher naheliegend, auch zu überprüfen, ob Koffein dies auch langfristig kann.

Tatsächlich konnten einige Studien zeigen, dass ein hoher Koffeinspiegel im Blut dazu führt, dass sich bereits bestehende geringgradige kognitive Defizite seltener und langsamer zu einer vollen Demenz entwickeln. Erste Studien ergaben Hinweise, dass das Erkrankungsrisiko bei 3–5 Tassen Kaffee pro Tag um bis zu 60% sinken kann – andere Studien sprachen von nur 16%. Eine Differenz, die uns etwas misstrauisch machen sollte.

Neuere Studien aus den letzteren Jahren sehen die Angelegenheit wieder etwas differenzierter: je mehr wissenschaftliche Aussagekraft die Studien haben, je weniger sie darauf vertrauen, dass sich die Personen retrospektiv an ihren Koffeinkonsum erinnern, und je öfter man die Personen über mehrere Jahre beobachtet und mit Personen vergleicht, die kein Koffein konsumieren, desto mehr verschwindet dieser scheinbar positive Effekt! Es ist einfach noch weitgehend unklar, welche Personen davon profitieren könnten (Frauen wahrscheinlich mehr), wie viel Koffein über welchen Zeitraum man zu sich nehmen muss, ob andere Erkrankungen den Effekt beeinflussen, ob es wirklich nur Koffein ist, oder vielleicht die Kombination von Koffein mit anderen Substanzen im Kaffee, die wieder von der Zubereitungsmethode abhängen und, und, und …

Hoffnungsvoller sind die Forscher hinsichtlich einer spezifischen Demenz: der Alzheimer Demenz. Die nach dem deutschen Neurologen Alois Alzheimer benannte Erkrankung, der sie zu Beginn des vorigen Jahrhunderts erstmals beschrieb, ist durch einen fortschreitenden Verlust von Nervenzellen gekennzeichnet, die für das Einprägen, Aufbewahren und Abrufen von Gedächtnisinhalten zuständig sind. Dieser Prozess geht mit der Ablagerung von „falsch" gefalteten Eiweißbruchstücken einher – den sogenannten Tau-Proteinen. Man spricht dann von Amyloid Plaques. Koffein kann die Ablagerungen der Tau-Proteine und der daraus entstehenden Plaques behindern. Außerdem könnte Koffein die Blut-Hirn-Schranke stärken und damit verhindern, dass vermehrt Cholesterol ins Gehirn kommt, von dem man annimmt, dass es die Bildung der Plaques fördert. Auch dieser Effekt dürfte über die Blockierung des Adenosins und der damit zusammenhängenden Kaskade an chemisch-physiologischen Prozessen verbunden sein. All das sind bisher Studien an Mäusen, aber es wurde nur mit Koffeinkonzentrationen gearbeitet, die man ganz normal über die Nahrung zuführen könnte. Aber es ist noch ein weiter Weg bis dies einmal eine therapeutisch nutzbare Option wird.

5.3.6 Parkinson-Erkrankung

Morbus Parkinson, benannt nach dem britischen Arzt James Parkinson, der die Krankheit als „Schüttellähmung" 1817 erstmals
beschrieb, ist eine der bekanntesten neurodegenerativen Erkrankungen, die um die 2% aller über 65-Jährigen betrifft. Ihre Haupt-
symptome wie Zittern, Muskelstarre oder verlangsamte Bewegungen werden durch das Absterben dopaminproduzierender Zellen in
bestimmten Teilen des Mittelhirns verursacht (Dopamin ist ein wich-
tiger Nervenbotenstoff, der nicht nur bei der Kontrolle von Bewegungen eine große Rolle spielt). Eine der Behandlungsmethoden
besteht darin, den Dopaminspiegel im Gehirn wieder zu heben. Da
Adenosin die Ausschüttung von Dopamin reduziert, sollte ein Adenosingegenspieler wie Koffein dafür Sorge tragen, dass wieder mehr
Dopamin vorhanden ist. Außerdem könnte Koffein auch vor dem
vorzeitigen Abbau dopaminproduzierender Zellen „schützen". Tatsächlich haben sich in den letzten Jahren die Hinweise dafür gehäuft,
dass der Konsum von Kaffee, Tee oder eben Koffein das Risiko einer
Parkinson-Erkrankung mit hoher Wahrscheinlichkeit reduzieren
kann. Es ist allerdings unklar, ob postmenopausale Frauen ebenfalls davon profitieren oder Koffeinkonsum dann eher ein Risikofaktor ist – wobei zumindest jene, die eine Hormonersatztherapie
erhalten, ebenfalls davon profitieren könnten. Dieser positive Effekt
erreicht sein Maximum beim Koffeinkonsum von ca. 3 Tassen Kaffee
pro Tag. Damit kann das Risiko des Auftretens um bis zu 25% reduziert werden. Einige Studien berichten auch davon, dass bei bereits
bestehender Parkinson-Erkrankung die motorischen Leistungen
mit 100–200 mg Koffein pro Tag positiv beeinflusst werden können.

Allerdings ist auch hier die Sachlage nicht so einfach. Erst vor
kurzem entdeckte man, dass dieser Effekt des Koffeins verloren geht,
ja sogar den Krankheitsverlauf beschleunigt, wenn man Kreatin zu
sich nimmt. Diese Substanz galt ursprünglich ebenfalls als Hoff-
nungsträger der Parkinsonbehandlung, dessen Wirkung aber immer
mehr angezweifelt wird. Bedeutsamer ist jedoch, dass Kreatin als
Nahrungsergänzungsmittel zum Muskelaufbau verkauft wird. Im
Moment kann wohl niemand auch noch andere mögliche Wechselwirkungen ausschließen …

5.3.7 Lebererkrankungen

In einer Reihe von Studien konnte ein deutlicher Zusammenhang
mit der Höhe des Kaffeekonsums und besseren Leberwerten im
Blut festgestellt werden – auch wenn man andere Risikofaktoren

Dopamin

Kreatin

Leberzirrhose

wie Übergewicht, Alkoholkonsum oder bestehende Virusinfektionen der Leber berücksichtigt. Bereits bei 2–3 Tassen Kaffee pro Tag zeigten sich diese signifikant besseren Leberfunktionsparameter. Daher kommt es folgerichtig auch zu einer geringeren Sterblichkeitsrate durch Lebererkrankungen bei Kaffeekonsumenten. Dieser Zusammenhang fand sich nicht nur bei einer nicht-alkoholischen Fettleber, bei der z. B. durch fettreiche Ernährung übermäßig Fett in der Leber eingelagert wird, sondern besonders oft auch bei der alkoholischen Leberzirrhose. Die beim Alkoholabbau in der Leber entstehenden chemischen Verbindungen schädigen die Leber derart, dass lebende Zellen, die normalerweise für die Entgiftung der Leber sorgen, in Bindegewebe umgewandelt werden. So ähnlich wie durch die ständige Belastung Schwielen = Bindegewebe auf der Handfläche entstehen können. Kaffee – schwarzer oder grüner Tee scheinen das nicht zu verursachen – kann diesen Prozess verlangsamen. Der Umstand, dass Alkoholabhängige besonders viel Kaffee trinken, scheint also durchaus geeignet zu sein, die alkoholbedingten Leberschäden zu vermindern – obwohl dies mit ziemlicher Sicherheit nicht aus gesundheitlichen Gründen, sondern eher wegen der Verschiebung des Suchtverhaltens auf andere Substanzen erfolgt. Da dieser Zusammenhang aber eben nur bei Kaffee und nicht bei anderen koffeinierten Getränken auftrat, scheint dieser Effekt überwiegend auf andere chemische Verbindungen als Koffein zurückzuführen zu sein. Obwohl es auch eine Studie gibt, die bei menschlichen Leberzellen (allerdings in der Petrischale) zeigen konnte, dass Koffein jene Zellen deaktivieren kann, die in weiterer Folge zur Ausbreitung des Bindegewebes in der Leber beitragen. Es könnte also auch Koffein eine Rolle spielen. Vielleicht befindet sich in Tee und anderen Getränken nur zu wenig Koffein, um diesen Effekt zu erzielen. Die in dieser Studie verwendete Menge entspräche bei oralem Konsum knapp 570 mg Koffein. Da Erwachsene üblicherweise ihren Koffeinbedarf meist über Kaffee und weniger über andere Quellen decken, wurde vielleicht einfach zu wenig Tee getrunken, um diesen Effekt zu erzielen.

Hepatitis

Etwas deutlicher scheint die Lage bei Leberentzündungen (Hepatitis) zu sein, die durch verschiedene Viren verursacht werden, wobei eine Hepatitis ebenfalls zu einer Leberzirrhose führen kann. Während Koffein keinen Einfluss auf den Krankheitsverlauf bei jenen Leberentzündungen zu haben scheint, die durch den Hepatitis-B-Virus verursacht werden (eine der häufigsten Virusinfektionen weltweit), scheint es den Verlauf einer Hepatitis-C-Infektion positiv zu beeinflussen. Kaffee dürfte zwar ebenfalls antiviral wirken, und die Vermehrung der Hepatitis-C-Viren behindern, diese Wirkung dürfte durch Koffein jedoch noch verstärkt werden.

Weiters verstärkt Koffein auch die Wirkung des Medikaments Interferon, dass, neben anderen, zur Behandlung der Hepatitis C eingesetzt wird. Da sich Hepatitis C sehr oft bei Opiatabhängigen findet, die sich über infektiöses Injektionsmaterial damit angesteckt haben, scheint auch hier deren überhöhter Koffeinkonsum aus gesundheitlichen Gründen eher befürwortet werden zu können.

Insgesamt wird davon ausgegangen, dass um die 3 Tassen Kaffee pro Tag (sicherheitshalber Kaffee, da die Ergebnisse für Tee nicht immer diesen Zusammenhang erbrachten) einen leberschützenden Effekt haben könnten. Da aber oft nicht erhoben wurde, wie der Kaffee zubereitet wurde (gefilterter Kaffee hat mehr Chlorogensäure, aber weniger Kafestol und Kahweol als Espresso, alles Substanzen, die physiologisch wirksam werden), oder wie die Bohnen geröstet wurden, was ebenfalls die chemische Zusammensetzung beeinflusst, bleibt vieles unklar. Außerdem ist der Koffeingehalt einer Tasse Kaffee nicht genau zu bestimmten und daher ob und wenn ja in welcher Dosierung Koffein dazu beiträgt. Zusätzlich verstehen europäische und anglo-amerikanische Studien unter einer „Tasse Kaffee" völlig unterschiedliche Maßeinheiten – alles Umstände, die Anlass dazu geben, solche Empfehlungen mit Vorsicht zu betrachten.

5.3.8 Psychiatrische Erkrankungen

Koffein könnte einige psychiatrische Erkrankungen wir die Aufmerksamkeits-Defizit-Hyperaktivitäts-Störung (ADHS), Zwangsstörungen und bestimmte Störungen der Stimmungslage verbessern. Dieser Aspekt sei an dieser Stelle nur der Vollständigkeit halber vermerkt, da dies in ▶ Kap. 6 „Koffein und psychiatrische Erkrankungen" ausführlich behandelt wird.

5.4 Abseits jeder Klassifizierung: Wo Koffein vielleicht einmal eine gesundheitsfördernde Bedeutung haben könnte

Da Koffein eine der meistuntersuchten Substanzen ist, gibt es eine Reihe von Untersuchungen, die – manchmal auch nur zufällig – eine gesundheitsfördernde Wirkung von Koffein ergaben, aber nur mäßig weiterverfolgt wurden. Eine rezente Studie berichtet auch, dass ein höherer Koffeinkonsum den Ausbruch einer multiplen Sklerose, einer chronisch entzündlichen Erkrankung des Nervensystems, verhindern oder verzögern kann. Die Autoren gehen davon

Multiple Sklerose

Tinnitus

aus, dass das daran liegen könnte, dass Koffein die Produktion entzündungsfördernder körpereigener Substanzen behindert.

Weiters könnte auch ein Tinnitus, das ständige Rauschen oder Klingeln in den Ohren, positiv beeinflusst werden. Ab einem Konsum von mehr als 450 mg Koffein pro Tag zeigten sich im Langzeitverlauf zumindest bei Frauen weniger Tinnitussymptome. Jedenfalls scheint die Empfehlung Koffein abzusetzen, wenn ein Tinnitus auftritt, nicht gerechtfertigt. Es zeigte sich im Vergleich zu Patienten, die dieser Empfehlung nicht folgten, kein wesentlicher Unterschied. Die Gruppe, die den Kaffee absetzen musste, litt nur unter Entzugserscheinungen – der Tinnitus hatte sich nicht verbessert.

Karies

Auch wenn Sie nach einer Operation das dringende Verlangen nach einem Kaffee verspüren, muss das nicht unbedingt mit einem Koffeinentzug zu tun haben. Zumindest Ratten erholen sich nach einer Anästhesie deutlich besser, wenn sie Koffein erhalten. Und vielleicht könnte Koffein Ihnen auch helfen, seltener zum Zahnarzt gehen zu müssen. Koffein und andere Inhaltsstoffe in Kaffee haben eine antibakterielle Wirkung auf das Bakterium Streptococcus mutans, von dem man annimmt, dass es bei der Entstehung von Karies eine große Rolle spielt.

Vielleicht hat Koffein noch eine große Zukunft als Medikament bei verschiedenen Erkrankungen – aber nur wenn es uns gelingt, die vielen Probleme zu lösen, die seriöse Ergebnisse bei der Erforschung des Koffeins erst möglich machen.

Literatur

Aleksandrova K, Bamia C, Drogan D, Lagiou P, Trichopoulou A, Jenab M et al. (2015) The association of coffee intake with liver cancer risk is mediated by biomarkers of inflammation and hepatocellular injury: data from the European Prospective Investigation into Cancer and Nutrition. American J Clinical Nutrition. DOI: 10.3945/ajcn.115.116095

Alhaider IA, Aleisa AM, Tran TT, Alkhadi KA (2010) Caffeine prevents sleep loss deficits in long-term potentiation and related signalling molecules in the dentate gyrus. Europ J Neuroscience 31:1368–1376

Almeida AAP, Naghetini CC, Santos VR, AnontionAG, Frah A, Gloria MBA (2012) Influence of natural coffee compounds, coffee extracts and increased levels of caffeine on the inhibition of Streptococcus mutans. Food Research Int 49:459–461

Anup CK, Sauberan JB, Akotia D, Rich W, Durham J, Finer NN (2015) A pilot randomized controlled trial of early versus routine caffeine in extremely premature infants. American J Perinatology 32(09):879–886

Arab L (2010) Epidemiologic evidence on coffee and cancer. Nutrition Cancer 62(3):271–283

Arab L, Khan F, Lam H (2012) Epidemiologic evidence of a relationship between tea, coffee, or caffeine consumption and cognitive decline. Am Society Nutrition 4:115–122

Attwood AS, Higgs S, Terry P (2007) Differential responsiveness to caffeine and perceived effects of caffeine in moderate and high regular caffeine consumers. Psychopharmacology 190: 469–477

Bamia C, Lagiou P, Jenab M, Trichopoulou A, Fedirko V, Aleksandrova K et al. (2015) Coffee, tea and decaffeinated coffee in relation to hepatocellular carcinoma in a European population: multicentre, prospective cohort study. Int J Cancer 136(8):1899–1908

Baratloo A, Negida A, El Ashal G, Behnaz N (2015) Intravenous caffeine for the treatment of acute migraine: A pilot study. J Caffeine research. DOI:10.1089/jcr.2015.0004

Biazevic MGH, Toporcov TN, Ferreira Antunes JL, Rotundo LDB, Brasileiro RS, Brasilino M et al. (2011) Cumulative coffee consumption and reduced risk of oral and oropharyngal cancer. Nutrition Cancer 63(3):350–356

Borota D, Murray D, Keceli G, Chang A, Watabe JM, Ly M et al. (2014) Post-study caffeine administration enhances memory consolidation in humans Nature Neuroscience (17):201–203

Brandner JM, Behne MJ, Huesing B, Moll I (2006) Caffeine improves barrier function in male skin. Int J Cosmetic Science28(5):343–347

Budhathoki S, Iwasaki M, Yamaji T, Sasazuki S, Tsugane S (2015) Coffee intake and the risk of colorectal adenoma: The colorectal adenoma study in Tokyo. Int J Cancer.137(2):463–470

Burke L, Desbrow B, Spriet L (2013) Caffeine for sports performance. Human Kinetics, Champaign

Byun S-Y, Kwon S-H, Heo S-H, Shim J-S, Du M-H, Na J-I (2015) Efficacy of slimming cream containing 3.5% water-soluble caffeine and xanthenes for the treatment of cellulite: Clinical Study and Literature Review. Ann Dermatology 27(3):243–249

Camann WR, Murray RS, Mushlin PS, Lambert DH (1990) Effects of oral caffeine on postdural puncture headache. A double-blind, placebo-controlled trial. Anesth Analg. 70(2):181–184

Cano-Marquina A, Tarin JJ, Cano A (2013) The impact of coffee on health. Maturitas 75:7–21

Cao C, Loewenstein DA, Lin X, Zhang C, Wang L, Duara R (2012) High blood caffeine levels in MCI linked to lack of progression to dementia. J Alzheimer´s Disease 30:559–572

Cappelletti S, Daria P, Sani G, Aromatario M (2015) Caffeine: Cognitive and physical performance enhancer or psychoactive drug? Current Neuropharmacology 13:71–88

Chen X, Ghribi O, Geiger JD (2010) Caffeine protects against disruptions of the blood-brain barrier in animal models of Alzheimer´s and Parkinson´s disease. J Alzheimer´s Disease 20:S127–141

Chen Y, Chou WC, Ding YM, Wu YC (2014) Caffeine inhibits migration in glioma cells through the ROCK-FACK pathway. Cell Physiol Biochem 33:1888–1898

Claire St, Stothart G, McKenna L, Rogers PJ (2010) Caffeine abstinence: an ineffective and potentially distressing tinnitus therapy. Int J Audiology 49(1):24–29

Costentin CE, Roudot-Thoraval F, Zafrani ES, Medkour F, Pawlotsky JM, Mallat A et al. (2011) Association of caffeine intake and histological features of chronic hepatitis C. J Hepatology (6):1123–1129

Dawkins L, Shahzad FZ, Ahmed SS, Edmonds CJ (2011) Expectation of having consumed caffeine can improve performance and mood. Appetite 57(3):597–600

Derry CJ, Derry S, Moore RA (2014) Caffeine as an adjuvant for acute pain in adults (Review). The Cochrane Library Issue 12

Dik VK, Bueno-de-Mesquita HB, Van Oijen MG, Siersema PD, Uiterwaal CS, Van Gils CH (2014) Coffee and tea consumption, genotype-based CYP1A2 and NAT2 activity and colorectal cancer risk-results from the EPIC cohort study. Int J Cancer 135(2):401–412

Doyle LW, Schmidt B, Anderson PJ, Davis PG, Moddemann D, Grunau RE et al. (2014) Reduction in developmental coordination disorder with neonatal caffeine therapy. J Pediatrics 165(2): 356–359.e2

Dubrow R, Dareffsky MS, Freedman ND, Hollenbeck AR,Sinha R (2012) Coffee, tea, soda, and caffeine intake in relation to the risk of adult glioma in the NIHH-AARP Diet and Health Study. Cancer Causes Control 23:757–768

Eini H, Frishman V, Yulzari R, Kachko L, Lewis EC, Chaimovitz C et al. (2015) Caffeine promotes anti-tumor immune response during tumor initiation: Involvement of the adenosine A2A receptor. Biochem Pharmacology 98(1):110–118

Einöther SJL, Giesbrecht T (2013) Caffeine as an attention enhancer: Reviewing existing assumptions. Psychopharmacology 225:251–274

Eskelinen H, Kivipelto M (2010) Caffeine as a protective factor in dementia and Alzheimer´s Disease. J Alzheimer´s Disease 20:S167–174

Eskelinen MH, Ngandu T, Tuomilehto J, Soininen H, Kivipelto M (2009) Midlife coffee and tea drinking and the risk of late-life dementia: A population-based CAIDE study. J Alzheimer´s Disease 16:85–91

Ferré S (2008) An update on the mechanisms of the psychostimulant effects of caffeine. J Neurochemistry. 105:1067–1079

Fischer TW, Hipler UC, Elsner P (2007) Effect of caffeine and testosterone on the proliferation of human hair follicles in vitro. Int J Dermatology 46(1):27–35

Fischer TW, Herczeg-Lisztes E, Funk W, Zillikens D, Bíró T, Paus R (2014) Differential effects of caffeine on hair shaft elongation, matrix and outer root sheath keratinocyte proliferation, and transforming growth factor-β2/insulin-like growth factor-1-mediated regulation of the hair cycle in male and female human hair follicles in vitro. British J Dermatology 171(5):1031–1043

Gaul C, Holle D, Nägel S, Totzeck A, Diener H-C (2011) Neues zu Kopfschmerzen 2011 – ein Update. Aktuelle Neurologie 38(09):465–475

Geybels MS, Neuhouser ML, Stanford JL (2013) Associations of tea and coffee consumption with prostate cancer risk. Cancer Causes Control 24:951–948

Geybels MS, Neuhouser ML, Wright JL, Stott-Miller M, Stanford JL (2013) Coffee and tea consumption in relation to prostate cancer prognosis. Cancer Causes Control 24:1947–1954

Guercio BJ, Sato K, Niedzwiecki D, Ye X, Saltz LB, Mayer RJ (2015) Coffee intake, recurrence, and mortality in stage III colon cancer: Results from CALGB 89803 (Alliance). J Clin Oncolology 33(31):3598–35607

Guertin KA, Loftfield E, Boca SM, Sampson JN, Moore SC, Xiao Q (2015) Serum biomarkers of habitual coffee consumption may provide insight into the mechanism underlying the association between coffee consumption and colorectal cancer. Am J Clin Nutrition 101(5):1000–1011

Gupta P, Momsen A-M H, Norager CB, Lindholt JS, Madsen MR, Jensen MB (2015) The effect of caffeine in patients with intermittent claudication was independent of the degree of peripheral ischemia – A secondary analysis of a randomized clinical trial. J Caffeine Research 5(2):89–93

Halas M, Izdebska M, Klimaszewska-Wisniewska A, Gagat M, Radciniewska D, Glinska A et al. (2014) Caffeine induces cytoskeletal changes and cell death in H1299 cells. Cetral European J Biology 9(8):727–738

Halker RB, Demaerschalk BM, Wellik KE, Wingerchuk DM, Rubin DI, Crum BA, Dodick DW (2007) Caffeine for the prevention and treatment of postdural puncture headache: debunking the myth. The Neurologist 13(5):323–327

Hashibe M, Galeone C, Buys SS, Gren L, Boffetta P, Zhang ZF et al. (2015) Coffee, tea, caffeine intake, and the risk of cancer in the PLCO cohort. British J Cancer 113(5):809–816

Heaton K, Griffin R (2015) The effects of caffeine use on driving safety among truck drivers who are habitual caffeine users. Workplace Health Safety 63(8):33–341

Heffernan TP, Kawasumi M, Blasina A, Anderes K, Conney AH, Nghiem P (2009) ATR-Chk1 pathway inhibition promotes apoptosis after UV treatment in primary human keratinocytes: Potential basis for the UV protective effects of caffeine. J Investigative Dermatology 129:1805–1815

Herman A, Herman AP (2013) Caffeine´s mechanisms of action and its cosmetic use. Skin Pharmacology Physiology 26:8–14

Hirose K, Niwa Y, Wakai K, Matsuo K, Nakanishi T, Tajima K (2007) Coffee consumption and the risk of endometrial cancer: Evidence from a case-control study of female hormone-related cancers in Japan. Cancer Science 98(3):411–415

Holick CN, Smith SG, Giovannucci E, Michaud DS (2010) Coffee, tea, caffeine intake, and risk of adult glioma in three prospective cohort studies. Cancer Epidemiology Biomarkers Prevention 19:39–47

Hursel R, Westerterp-Plantenga MS (2013) Catechin- and caffeine-rich teas for control of body weight in humans. American J clinical Nutrition 98(6):1682–1693

Icken D, Feller S, Engeli S, Mayr A, Müller A, Hilbert A et al. (2015) Caffeine intake is related to successful weight loss maintenance. European J Clinical Nutrition. DOI:10.1038/ejcn.2015.183

Je Y, Liu W, Giovanucci E (2009) Coffee consumption and risk of colorectal cancer: A systematic review and meta-analysis of prospective cohort studies. Int J Cancer 124:1662–1668

Johnson, S, Koh W-P, Wang R, Govindarajan S, Yu MC, Yuan J-M (2011) Coffee consumption and reduced risk of hepatocellular carcinoma: Findings from the Singapore Chinese Health Study. Cancer Causes Control 22:503–510

Jordan T, Glicksman JT, Curhan SG, Curhan GC (2014) A prospective study of caffeine intake and risk of incident tinnitus. American J Medicine 127(8):739–743

Kamimori GH, McLellan TM, Tate ChM, Voss DM, Niro P, Lieberman HR (2015) Caffeine improves reaction time, vigilance and logical reasoning during extended periods with restricted opportunities for sleep. Psychopharmacology 232:2031–2042

Khalaf N, White D, Kanwal F, Ramsey D, Mittal S, Tavakoli-Tabasi S et al. (2015) Coffee and caffeine are associated with decreased risk of advanced hepatic fibrosis among patients with hepatitis C. Clinical Gastroenterology Hepatology 13(8):1521–1531.e3

Keller AD (2015) Kaffee zeigt über die Hemmung des Wnt signaling pathway Effekte auf die HCV Replikation. Unveröff. Diss. Univ. Hamburg http://ediss.sub.uni-hamburg.de/volltexte/2015/7236/ (Zugriff: 13.12.2015)

Kim Y-S, Kwak SM, Myung S-K (2015) Caffeine intake from coffee or tea and cognitive disorders: A meta-analysis of observational studies. Neuroepidemiology 44:51–63

Kimura H, Tsuchiya H, Shirai T, Nishida H, Hayashi K, Takeuchi A et al. (2009) Caffeine-potentiated chemotherapy for metastatic osteosarcoma. J Orthopaedic Science 14:556–565

Kjolsrud S, Blomhoff R, Paur I (2014) Coffee and cancer risk, epidemiological evidence, and molecular mechanisms. Mol Nutrition Food Research 58:915–930

Klaassen EB, De Groot RHM, Evers EAT, Snel J, Veerman ECL, Ligtenberg AJM et al. (2013) The effect of caffeine on working memory load-related brain activation in middle-aged males. Neuropharmacology 64:160–167

Köck B (2015) Koffein im Amateurfußball – Erwartungshaltung, Konsum und Abhängigkeit. Unveröff. Masterarbeit, Sigmund Freud-Privatuniversität, Wien

Kolberg M, Pedersen S, Mitake M, Holm KL, Bøhn SK, Blomhoff HK et al. (2015) Coffee inhibits nuclear factor-kappa B in prostate cancer cells and xenografts. J Nutr Biochemistry. DOI:10.1016/j.jnutbio.2015.08.028

Kyoko M, Hughes MCB, Green AC, van der Pols JC (2014) Caffeine intake and risk of basal cell and squamous cell carcinomas of the skin in an 11-year prospective study. European J Nutrition 53:511–520

Laurent C, Eddakaoui S, Derisbourg M, Leboucher A, Demeyer D, Carrier S et al. (2014) Beneficial effects of caffeine in a transgenic model of Alzheimer´s disease-like tau pathology. Neurobiology Ageing 35:2079–2090

Li J, Seibold P, Chang-Claude J, Flesch-Janys D, Liu J, Czene K, Humphreys K et al. (2011) Coffee consumption modifies risk of estrogen-receptor negative breast cancer. Breast Cancer Research 13:R49

Li S, Geiger NH, Soliman ML, Hui L, Geiger JD, Chen X (2015) Caffeine, through adenosine A3 receptor-mediated actions, suppresses amyloid-β protein precursor internalization and amyloid-β generation. J Alzheimer´s Disease 47:73–83

Li W, Wu Y, Jiang X (2013) Coffee and caffeine intake and breast cancer risk: An updated dose-response meta-analysis of 37 published studies. Gynecologic Oncology 129:620–629

Loftfield E, Freedman ND, Graubard BI, Hollenbeck AR, Shebl FM, Mayne ST et al.
(2015) Coffee drinking and cutaneous melanoma risk in the NIH-AARP Diet and
Health Study. J Natl Cancer Institute. DOI:10.1093/jnci/dju421

Lu Y, Zhai L, Zeng J, Peng Q, Wang J, Deng Y et al. (2014) Coffee consumption
and prostate cancer risk: An updated meta-analysis. Cancer Causes Control
25:591–604

Luet NA, Anderson KE, Harnack LJ, Fulkerson JA, Robien K (2008) Coffee and caffeine
intake and the risk of ovarian cancer: the Iowa Women´s Health Study. Cancer
Causes Control 19:1365–1372

Lupi O, Semenovitch IJ, Treu C, Bottino D, Bouskela E (2007) Evaluation of the effects
of caffeine in the microcirculation and edema on thighs and buttocks using the
orthogonal polarization spectral imaging and clinical parameters. J Cosmetic
Dermatology6(2):102–107

Marcus CL, Meltzer LJ, Roberts RS, Traylor J, Dix J, D'ilario J et al. (2014) Long-term
effects of caffeine therapy for apnea of prematurity on sleep at school age.
American J Respiratory Critical Care Med. 190(7):791–799

Modi AA1, Feld JJ, Park Y, Kleiner DE, Everhart JE, Liang TJ et al. (2010) Increased
caffeine consumption is associated with reduced hepatic fibrosis. Hepatology
51(1):201–209

Mohan A, Roberto AJ, Mohan A, Liogier-Weyback L, Guha R, Ravishanka N et al.
(2015) Caffeine as treatment for Alzheimer´s disease: A review. J Caffeine Research 5(2):61–64

Momsen AH, Jensen MB, Norager CB, Madsen MR, Vestersgaard-Andersen T, Lindholt JS (2010) Randomized double blind placebo-controlled crossover study
of caffeine in patients with intermittent claudication. British J Surgery Society
97:1503–1510

Mowry E, Hedstrom A, Gianfrancesco M, Schaefer C, Barcellos L, Ollson T et al. (2015)
Greater consumption of coffee is associated with reduced odds of multiple scle-
rosis. Neurology 84(14) S45.004

Mukamal KJ, Maclure M, Muller JE (2004) Caffeinated coffee consumption and mortality after acute myocardial infarction. American Heart J 147:999–1004

Murayama M, Tsujimoto K, Uozaki M, Katsuyama Y, Yamasaki H, Utsunomiya H et al.
(2008) Effect of caffeine on the multiplication of DNA and RNA viruses. Molecular Medicine Reports 2(1):251–255

Nilson LM, Johansson I, Lenner P, Lindhal P, Van Guelpen B (2010) Consumption of
filtered and boiled coffee and the risk of incident cancer: A prospective cohort
study. Cancer Causes Control 21:1533–1544

Nobile S, Carnielli VP (2015) Caffeine for preterm infants: Current indications and
uncertainties. Acta Biomedica 86(1):32–35

Oei A, Hartley LR (2005) The effects of caffeine and expectancy on attention and
memory. Human Psychopharmacology 20(3):193–202

Oh J-K, Sandin S, Ström P, Löf M, Adami H-O, Weiderpass E (2015) Perspective study
of breast cancer in relation to coffee, tea and caffeine in Sweden. Int J Cancer
137:1979–1989

Otberg N, Teichmann A, Rasuljev U, Sinkgraven R, Sterry W, Lademann J (2007) Folli-
cular penetration of topically applied caffeine via a shampoo formulation. Skin
Pharmacology Physiology 20(4):195–198

Petersen K-U (2013) Koffein in Schmerzmitteln: Mär oder Medizin? MMW 2013/
S7:109–114

Petersen Schmidt Rosito L, Vanni B, Deutsch K, de Brito Belline V (2011) Would caffeine consumption have some effect on the perception of tinnitus? Otolaryngolo-
gy Head Neck Surgery 145(2):P233

Pietrocola F, Malik SA, Mariño G, Vacchelli E, Senovilla L, Chaba K et al. (2014) Coffee
induces autophagy in vivo. Cell Cycle 13(12):1987–1994

Postuma RB, Lang AE, Munhoz RP, Charland K, Pelletier A, Moscovich M et al. (2012) Caffeine for treatment of Parkinson disease. Neurology 79:651–658

Prediger RD (2010) Effects of caffeine in Parkinson's disease: from neuroprotection to the management of motor and non-motor symptoms. J Alzheimers Disease 20(1):205–220

Qi H, Li S (2014) Dose-response meta-analysis on coffee, tea and caffeine consumption with risk of Parkinson´s disease. Geriatrics Gerontology 14:430–439

Reichmann H (2012) Koffein verbessert die Motorik. InFo Neurologie Psychiatrie 14(10):11

Rivera-Oliver M, Diaz-Ríos M (2014) Using caffeine and other adenosine receptor antagonists a therapeutic tools against neurodegenerative disease: A review. Life Sciences 101:1–9

Rodrigues F, Caldeira D, Ferreira J, Costa J (2015) Caffeine exposure and the risk of Parkinson´s disease: An update of a systematic review and meta-analysis of observational studies. Eur J Neurology 22(Suppl 1):194

Rosendahl AH, Perks CM, Zeng L, Markkula A, Simonsson M, Rose C et al. (2015) Caffeine and caffeic acid inhibit growth and modify estrogen receptor and insulin-like growth factor I receptor levels in human breast cancer. Clin Cancer Research 21(8):1877–1887

Ross GW, Abbott RD, Petrovitch H, Morens DM, Grandinetti A, Tung K-H et al. (2000) Association of coffee and caffeine intake with the risk of Parkinson disease. JAMA 238(20):2674–2679

Saab S, Mallam D, Cox II GA, Tong MJ (2014) Impact of coffee on liver diseases: A systematic review. Liver International 34:495–504

Sang L-X, Chang B, Li X-H, Jiang M (2013) Consumption of coffee associated with reduced risk of liver cancer: A meta-analysis. Gastroenterology 13:34

Santos C, Costa J, Santos J, Vaz-Carneiro A, Lunet N (2010) Caffeine intake and dementia: Systematic review and meta-analysis. J Alzheimers Disease 20(1):187–204

Sawynok J (2011) Caffeine and pain. PAIN 152:726–729

Sawynok J (2015) Adenosine receptor targets for pain. Neuroscience. DOI: 10.1016/j.neuroscience.2015.10.031

Setiawan VW, Wilkens LR, Lu SC, Hernandez BY, Le Marchand L, Henderson BE (2014) Association of coffee intake with reduced incidence of liver cancer and death from chronic liver disease in the US multiethnic cohort. Gastroenterology 148(1):118–125

Shim S, Jun D, Kim EK, Saaed WK, Lee KN, Lee HK (2013) Caffeine attenuates liver fibrosis via defective adhesion of hepatic stellate cells in cirrhotic model. J Gastroenterology 28:1877–1884

Silvera SAN, Jain M, Howe GR, Miller AB, Rohan T (2007) Intake of coffee and risk of ovarian cancer: A prospective cohort study. Nutrition Cancer 58(1):22–27

Simonsson M, Söderind V, Henningson M, Hjertberg M, Rose C, Ingvar C et al. (2013) Coffee prevents early events in tamoxifen-treated breast cancer patients and modulates hormone receptor status. Cancer Causes Control 24(5):929–940

Schmidt B, Anderson PJ, Doyle LW, Dewey D, Grunau RE, Asztalos EV et al. (2012) Survival without disability to age 5 years after neonatal caffeine therapy for apnea of prematurity. JAMA 307(3):275–282

Shapiro RE (2007) Caffeine and headaches. Neurological Science 28:179–183

Sharwood LN, Elkington J, Meuleners L, Ivers R, Boufous S, Stevenson M (2013) Use of caffeinated substances and risk of crashes in long distance drivers of commercial vehicles: case-control study. British Medical Journal 346:f1140

Simon DK, Wu C, Tilley BC, Wills A-M, Aminoff MJ, Bainbridge J et al. (2015) Caffeine and progression of Parkinson disease: A deleterious interaction with creatine. Clinical Neuropharmacology 38(5)163–169

Sinha R, Cross AJ, Daniel CR, Graubard BI, Wu JW, Hollenbeck AR et al. (2012) Caffeinated and decaffeinated coffee and tea intakes and risk of colorectal cancer in a large prospective study. Am J Clin Nutrition 96(2):374–381

Solfrizzi V, Panza F, Imbimbo BP, D'Introno A, Galluzzo L, Gandin C (2015) Coffee consumption habits and the risk of mild cognitive impairment: The Italian Longitudinal Study on Aging. J Alzheimers Disease 47(4):889–899

Song F, Qureshi AA, Han J (2012) Increased caffeine intake is associated with reduced risk of basal cell carcinoma of the skin. Cancer Research 72(13):3282–3289

Tang J, Zheng J-S, Fang L, Jin Y, Cai W, Li D (2015) Tea consumption and mortality of all cancers, CVD and all causes: A meta-analysis of eighteen prospective cohort studies. British J Nutrition 114:673–683

Ulbricht C, Conquer J, D'Auria D, Isaac R, Lynch M, Rusie et al. (2012) Caffeine clinical bottom line: An evidence-based systematic review by the National Standard Research Collaboration. Alternative Complementary Therapies18(6):324–328

Vali A, Asilian A, Khalesi E, Khoddami L, Shahtalebi A, Mohammady M (2005) Evaluation of the efficacy of topical caffeine in the treatment of psoriasis vulgaris. J Dermatological Treatment 16(4):234–237

Vercambre M-N, Berr C, Ritchie K, Kang JH (2013) Caffeine and cognitive decline in elderly women at high vascular risk. J Alzheimer´s Disease 35(2):413–421

Walach H, Schmidt S, Dirthold T, Nosch S (2002) The effects of a caffeine placebo and suggestion on blood pressure, heart rate, well-being and cognitive performance. Int J Psychophysiology 43:247–260

Wang G, Bhoopalan V, Wang D, Wang L, Xu X (2015) The effect of caffeine on cisplatin-induced apoptosis of lung cancer cells. Experimental Hematology Oncology 4:5

Wang J, Li X, Zhang D (2015) Coffee consumption and the risk of cutaneous melanoma: a meta-analysis. European J Nutrition: DOI:10.100/s00394-015-1139-z

Wang Q, Fong R, Mason P, Fox AP, Xie Z (2014) Caffeine accelerates recovery from general anesthesia. J Neurophysiology 111(6):1331–1340

Weber JG, Klindworth JT, Arnold JJ, Danielson DR, Ereth MH (1997) Prophylactic intravenous administration of caffeine and recovery after ambulatory surgical procedures. Mayo Clin Proc 72(7):621–626

Woodward M, Tunstall-Pedoe H (1999) Coffee and tea consumption in the Scottish Heart Health Study follow up: Conflicting relations with coronary risk factors, coronary disease, and all cause mortality J Epidemiology Community Health 53:481–487

World Cancer Research Fund International (ed.) (2015) Diet, nutrition, physical activity and liver cancer. http://www.wcrf.org/sites/default/files/Liver-Cancer-2015-Report.pdf (Zugriff: 13.12.2015)

Writing Group for the NINDS Exploratory Trials in Parkinson Disease (NET-PD) Investigators (2015) Effect of creatine monohydrate on clinical progression in patients with Parkinson disease: A randomized clinical trial. JAMA 313(6):584–593

Wu S, Han J, Song F, Cho E, Gao X, Hunter DJ, Qureshi AA (2015) Caffeine intake, coffee consumption, and risk of cutaneous malignant melanoma. Epidemiology.26(6):898–908

Yoshida Y, Yamamura J, Sato H, Koyasu M, Obara Y, Sekiguchi H et al. (1996) Efficacy of Cafon gel on cutaneous infection with herpes simplex virus (HSV)-2 and acyclovir-resistant HSV in mice. J Dermatological Science 13:237–241

Yu X, Bao Z, Zou J, Dong J (2011) Coffee consumption and risk of cancers: A meta analysis of cohort studies. BMC Cancer 11:96

Zamora-Ros R, Lujan-Barroso L, Bueno-de-Mesquita HB, Dik VK, Boeing H, Steffen A et al. (2014) Tea and coffee consumption and risk of esophageal cancer: The European prospective investigation into cancer and nutrition study. Int J Cancer 135:1470–1479

Zeger W, Younggren B, Smith L (2012) Comparison of cosyntropin versus caffeine for post-dural puncture headaches: A randomized double-blind trial World J Emerg Medicine 3(3):182–185

Zeng J-S, Yang J, Fu Y-Q, Huang T, Huang Y-J, Li D (2013) Effects of green tea, black tea, and coffee consumption on the risk of esophageal cancer: A systematic review of observational studies. Nutrition Cancer 65(1):1–16

Zhao Y, Wu K, Zheng J, Zou R, Li D (2014) Association of coffee drinking with all-cause mortality: A systematic review and meta-analysis. Public Health Nutrition 18(7):1282–1291

Zheng X, Cui XX, Huang MT, Liu Y, Wagner GC, Lin Y et al. (2012) Inhibition of pro-gression of androgen-dependent prostate LNCaP tumors to androgen inde-pendence in SCID mice by oral caffeine and voluntary exercise. Nutr Cancer 64(7):1029–1037

Zhou Q, Luo M-L, Li H, Zhou J-G (2015) Coffee consumption and risk of endometrial cancer: A dose-response meta-analysis of prospective cohort studies. Scientific Reports 5:13410

Koffein und psychiatrische Erkrankungen

© Springer-Verlag Berlin Heidelberg 2016
W. Beiglböck *Koffein*,
DOI 10.1007/978-3-662-49564-3_6

Es verwundert wohl kaum, dass Koffein als psychoaktiv wirksame Substanz den Verlauf psychiatrischer Erkrankungen beeinflussen kann. Allerdings im Gegensatz zu anderen Substanzen mit Suchtpotential zum Teil auch in eine durchaus positive Richtung. Erfahren Sie in diesem Kapitel, bei welchen psychiatrischen Zustandsbildern Koffein negative und bei welchen positive Wirkungen hat. Erfahren Sie aber auch, welche psychiatrischen Erkrankungen auch durch einen überhöhten Koffeinkonsum ausgelöst werden können.

Vor einiger Zeit erschien ein Mann mittleren Alters in der psychotherapeutischen Ordination des Autors mit dem Wunsch, eine Psychotherapie zu beginnen. Er würde seit einigen Jahren unter massiver Unruhe und gelegentlichen Angstzuständen leiden, auch sein Schlaf sei zunehmend schlechter geworden. Er könne allerdings nicht erkennen, ob diese unklaren Angstzustände irgendeinen Auslöser hätten. Ein Psychologe, der ihm durch seinen Arbeitgeber vermittelt wurde, hätte ihm bereits ein Entspannungstraining angeraten, er hätte dies auch immer wieder versucht, jedoch ohne Erfolg. Ebenso erfolglos sei eine medikamentöse Behandlung mittels angstlösender Medikamente durch einen Facharzt für Psychiatrie gewesen. Er hätte diese Medikamente dann aufgrund der Nebenwirkungen abgesetzt. Deswegen hätte er sich nunmehr dazu entschlossen, eine langfristige Psychotherapie zu beginnen, da er sich seine Beschwerden nur mehr durch irgendeine frühe, ihm nicht mehr bewusste Belastungssituation in seiner Kindheit erklären könne – sicherlich hätte er ein frühkindliches Trauma erlitten, das ihm nicht mehr bewusst sei.

Eine übliche klinisch-psychologische Anamnese ergab jedoch keine wesentlichen Anhaltspunkte für diese Vermutung. Allerdings gab der Patient an, dass er aufgrund einer vorübergehenden beruflichen Belastungssituation, die vor einigen Jahren ihren Ausgang genommen hatte, begonnen hätte, vermehrt Kaffee zu konsumieren. Eine genaue Erfassung seines Koffeinkonsums ergab, dass er nicht nur bis zu 5 große Tassen Filterkaffee pro Tag konsumiert, sondern auch, ebenfalls über den Tag verteilt, zwischen 8 und 10 Dosen eines koffeinhaltigen Energydrinks. Insgesamt ergab sich also eine Koffeinaufnahme von deutlich mehr als 1000 mg Koffein pro Tag. Die Behandlung bestand daher nicht in einer langfristigen Psychotherapie, sondern in einem psychologisch begleiteten Koffeinentzug, der ungefähr ein Monat andauerte. Die Beschwerden besserten sich deutlich, Angst, innere Unruhe wurden zunehmend weniger und auch die Schlafqualität nahm zu. Bei den Nachuntersuchungen nach

6 und 9 Monaten zeigte sich der Patient weiterhin beschwerdefrei. Seinen Koffeinkonsum hatte er bis auf eine Tasse Kaffee am Morgen aufgegeben.

Bei diesem Fallbeispiel handelt es sich wahrscheinlich um eine gar nicht so seltene Ursache für Angststörungen. Allerdings, und dafür ist dieses Fallbeispiel leider auch typisch, findet der Koffeinkonsum in der täglichen klinischen Praxis kaum Beachtung. Dies ist umso unverständlicher, da Koffein nicht nur psychiatrische Krankheitsbilder auslösen kann, sondern auch in enger Wechselwirkung mit psychiatrischen Erkrankungen stehen kann. Koffein wird über das sogenannte CYP1A2-Enzym metabolisiert und hemmt kompetitiv die Wirksamkeit dieses Enzyms. Damit interagiert Koffein mit einer größeren Anzahl psychiatrischer Medikamente wie antidepressiv, angstlösend oder antipsychotisch wirkenden Arzneistoffen. Aufgrund dieser Wechselwirkungen könnte es zu unerwünschten Nebenwirkungen des Koffeinkonsums, aber auch zu unerwünschten Nebenwirkungen der Medikamente kommen, die dann z. B. erhöht werden müssen, damit sie überhaupt wirksam werden, was wieder zu einem eventuellen Absetzen sonst vielleicht sehr wirksamer Psychopharmaka führen kann. Andererseits kann das Absetzen von Koffein, wie bereits erwähnt, zu Entzugserscheinungen führen. Die damit verbundene Erschöpfung und Schläfrigkeit kann dann wieder mit den üblichen Nebenwirkungen bestimmter Psychopharmaka verwechselt werden. Eine Nichtbeachtung dieser Interaktionen kann dazu führen, dass die medikamentöse Einstellung nur suboptimal erfolgt. Diese Umstände scheinen auch deswegen bedeutend, da Menschen mit schweren psychiatrischen Erkrankungen oftmals zu einem höheren Koffeinkonsum tendieren.

> Koffein kann Angststörung auslösen

6.1 Angststörungen

Koffein besitzt eine offensichtlich anxiogene, d. h. angsterzeugende Potenz. Eine unmittelbare Koffeinintoxikation führt nicht nur zu gastrointestinalen Beschwerden, Herzrasen und psychomotorischer Unruhe, sondern eben auch zu innerer Unruhe, Erregung und Nervosität. Dies sind ähnliche Symptome, wie sie bei einer Angststörung auftreten können, weswegen sie von den Betroffenen oft als Angst oder Panikstörung interpretiert werden. Dieses Störungsbild ist allerdings mit einem vorhergehenden überhöhten (Koffeinüberdosis), aber nicht unbedingt regelmäßigen Koffeinkonsum verbunden und tritt daher oft nur einmalig oder selten auf. Da Koffeinmissbrauch oder Koffeinüberdosierungen im deutschsprachigen

Raum im Regelfall unterdiagnostiziert sind, oder bei Einzelfällen auch im psychosozialen Versorgungssystem nicht aufscheinen, gibt es keine zuverlässigen Inzidenzraten dafür. Im amerikanischen Raum wird davon ausgegangen, dass pro Jahr ca. 7% der Bevölkerung davon betroffen sind, wobei bei bestimmten Gruppen, wie etwa Studenten, höhere Auftrittswahrscheinlichkeiten angenommen werden.

Obwohl Gewöhnungseffekte bei Koffein weit verbreitet sind und mögliche Nebenwirkungen des Koffeinkonsums immer weniger auftreten, können trotzdem koffeininduzierte Angststörungen auch bei regelmäßigem und stark überhöhtem Ge- bzw. Missbrauch auftreten (siehe obiges Fallbeispiel). So zeigen z. B. junge Männer mit einem überhöhten Konsum an Energydrinks auch deutlich häufigere und stärker ausgeprägte Angstsymptome. Die genaue Diagnose gestaltet sich aber oft recht schwierig. Üblicherweise werden in der klinisch-psychologischen Diagnostik und auch in den internationalen psychiatrischen Diagnosemanualen Angststörungen je nach spezifischem Symptombild diagnostiziert – je nachdem, ob eine spezifische Phobie, z. B. vor bestimmten Situationen oder Objekten wie etwa offenen Plätzen oder Spinnen, oder eine unspezifische, sogenannte generalisierte Angststörung vorliegt. Koffeinbezogene Angststörungen entziehen sich jedoch meist diesem Einteilungsschema und können oftmals nicht eindeutig zugeordnet werden. Daher kann eine koffeinbezogene Angststörung auch dann vorliegen, wenn nicht alle Diagnosekriterien einer spezifischen Angststörung vorliegen.

Koffein kann aber nicht nur Angstsymptome auslösen und somit die Ursache für diese darstellen, sondern auch bestehende Angsterkrankungen verschlechtern oder aufrechterhalten. So findet sich Koffein oft als Auslöser bei plötzlich auftretenden Panikattacken, aber auch bei Sozial- und Leistungsängsten, z. B. in Prüfungssituationen, wo Kaffee oder Energydrinks ja oft als Stimulans konsumiert werden, um die Leistungsfähigkeit in diesen Situationen zu steigern.

Auch Patienten mit Panikstörungen und sozialen Ängsten, die nicht durch Koffein verursacht wurden, würden im Regelfall von einer Reduktion ihres Koffeinkonsums profitieren. Sie vertragen aufgrund einer gemeinsamen genetischen Basis Koffein meist schlechter als gesunde Personen und reagieren bereits bei geringeren Mengen an Koffein, die etwa zwei Tassen stärkeren Kaffees entsprechen, mit angstähnlichen Symptomen. Gesunde Personen müssen meist deutlich mehr konsumieren, um diese Nebenwirkungen zu verspüren. Leider konsumieren sie, wie Studien zeigen, eher mehr Koffein als der Durchschnitt.

6.2   Zwangsstörungen

Obwohl Zwangsstörungen in psychiatrischen Diagnosesystemen in der Nähe von Angststörungen gesehen werden, zeigen sie sich für den psychiatrischen Laien oft von einer völlig anderen Seite. Sie sind gekennzeichnet durch Zwangsgedanken und/oder -handlungen, die als nicht beherrschbar erlebt werden. Tatsächlich sind diese auch meist schwer behandelbar. Dass zumindest schwere, behandlungsresistente Zwangsstörungen vielleicht doch etwas weniger mit Angst zu tun haben könnten, zeigte eine randomisierte Doppelblindstudie (weder Arzt noch Patient wussten, ob Koffein verabreicht/erhalten wurde oder ein Placebo – ein ähnlich aussehendes jedoch physiologisch wirkungsloses Präparat). 7 von 12 Patienten, die bisher auf keine andere Behandlung angesprochen hatten, konnte mit höheren Dosen an Koffein erstmals geholfen werden. Ihre Symptome konnten so nahezu um die Hälfte reduziert werden. Es ist allerdings noch zu früh, um aus vereinzelten Studien endgültige, diesbezügliche Schlussfolgerungen für einen neuen Behandlungsansatz ziehen zu können.

Hilfreich bei Zwangsstörungen?

6.3   Depression

Zunehmend gute Nachrichten könnte es auch hinsichtlich einer gewissen antidepressiven Wirkung von Koffein geben. Zwar scheint ein überhöhter Koffeinkonsum generell mit schweren depressiven Erkrankungen einherzugehen (sogenannte „Major Depressive Disorders"), diese sind aber meist mit einer höheren genetischen Bereitschaft zur Entwicklung einer Depression verbunden, die oft auch mit einer genetisch verminderten Koffeinverträglichkeit einhergeht. Außerdem könnte der überhöhte Konsum auch den Versuch einer Selbstbehandlung darstellen, um den mit einer derartigen depressiven Erkrankung einhergehenden Antriebsverlust zu kompensieren. Die antriebssteigernde Wirkung von Koffein könnte – wie bei Antidepressiva – zur Steigerung des Wohlbefindens ausgenutzt werden. Untersuchungen zeigen, dass Patienten mit psychiatrischen Erkrankungen generell dazu tendieren, Koffein zur Beseitigung depressiver Symptome zu benutzen. Auch der bei depressiven Kindern und Jugendlichen beobachtbare überhöhte Koffeinkonsum ließe sich damit erklären, da dieser oft erst nach Eintreten der Erkrankung begonnen hatte. Diese Erklärung wird auch dadurch unterstützt, dass nach einer erfolgreichen Behandlung der Depression auch der Koffeinkonsum wieder abnimmt. Auch aus einem weiteren Grund liegt

Antidepressive Wirkung

der erhöhte Koffeinkonsum zur Selbstmedikation bei depressiven Patienten nahe: Koffein scheint bei zumindest zwei untersuchten Antidepressiva – Mianserin und Agomelatin – die erwünschte antriebssteigernde Wirkung zu potenzieren. Bei erblich gehäuft auftretenden schweren depressiven Episoden sollte man dennoch mit Koffein vorsichtig umgehen.

Generell häufen sich jedoch die Ergebnisse, dass Koffein in der Allgemeinbevölkerung auf lange Sicht Depressionen eher vorbeugt. So folgte eine sehr groß angelegte Studie mehr als 50.000 amerikanischen Frauen, die zu Beginn der Studie keinerlei depressive Symptome aufwiesen, über 10 Jahre. Bei einem täglichen Koffeinkonsum, der etwa 2–3 Tassen Kaffee entspricht, ergab sich ein um 15% niedrigeres Risiko, depressive Symptome zu entwickeln, als bei Frauen, die weniger Kaffee konsumierten. Wenn mehr als 550 mg Koffein täglich konsumiert wurden, war das Auftreten einer Depression sogar um 20% reduziert. Der Effekt scheint sich eindeutig auf Koffein zurückführen zu lassen, da bei Frauen, die koffeinfreien Kaffee tranken, dieser Effekt nicht nachzuweisen war. Diese Ergebnisse konnten in einigen weiteren kleineren Studien immer wieder repliziert werden. Bereits geringe Dosen in der Größenordnung von 1–2 Tassen Kaffee zeigten ähnliche Effekte. In einer deutlich kleineren europäischen Studie mit 2000 finnischen Männern konnte dieser Zusammenhang nur mit Kaffee, aber nicht mit Tee repliziert werden. Ebenso hatte das Ausmaß des Koffeinkonsums keinen Einfluss auf die Wahrscheinlichkeit des Auftretens einer Depression. Worauf diese Unterschiede zurückzuführen sind, kann aufgrund der unterschiedlichen Studiendesigns und Erhebungsmethoden nicht wirklich geklärt werden. Die Geschlechtsunterschiede konnten sonst in keiner anderen Studie belegt werden. Möglicherweise gibt es einen dritten Faktor, der diesen Unterschied bedingt. So konnte beispielsweise in einer Studie mit älteren Menschen gezeigt werden, dass der „antidepressive" Effekt verschwindet, sobald das koffeinhaltige Getränk mit künstlichem Süßstoff versetzt wird oder Softdrinks mit künstlichem Süßstoff konsumiert wurden (nicht jedoch wenn Kaffee oder Tee mit Zucker oder Honig gesüßt wurde). Obwohl auch dafür andere Erklärungsmuster in Frage kommen würden (ungesündere Lebensweise, mehr Bedürfnis nach gesüßten Getränken etc.), empfiehlt es sich vielleicht doch, in diesem Fall Koffein in Form von Kaffee oder eventuell Tee zu sich zu nehmen und natürliche Süßmittel zu verwenden. Eine neue Analyse aller bis Mitte 2015 vorliegenden Untersuchungen kommt jedenfalls zu dem Schluss, dass das geringste Risiko, eine Depression zu entwickeln, dann besteht, wenn man zwischen ca. 70 und 500 mg Koffein pro Tag zu sich nimmt.

An sich wäre es aus neurobiologischer Sicht naheliegend, dass Koffein an sich diesen Effekt bedingt. Koffein führt aufgrund der antagonistischen Wechselwirkungen zwischen den Adenosin-A2A-Rezeptoren (dem Hauptansatzpunkt von Koffein im Gehirn) und den Dopamin-D2-Rezeptoren dazu, dass der Nervenbotenstoff Dopamin vermehrt in bestimmten Bereichen des Gehirns vorhanden ist. Ein Mangel an Dopamin wird oft als eine der Ursachen für ein depressives Geschehen angesehen. Ebenso erhöht Koffein den Serotoninspiegel im Gehirn – ein Effekt der von antidepressiv wirksamen Medikamenten ebenfalls angestrebt wird.

Einen anderen Grund, warum Koffein unter bestimmten Bedingungen eine „antidepressive" Wirkung erzielt, könnten in jüngster Zeit Forscher anhand von Experimenten mit Ratten entdeckt haben (derartige Experimente verbieten sich aus ethischen Gründen an Menschen): Sie setzten Ratten über mehrere Wochen chronischem Stress aus, dessen Auftreten und Häufigkeit rein zufällig erfolgte. Bei Stress wird der schon oben erwähnte A2A-Rezeptor im Gehirn hochreguliert, was zu entsprechenden Stresssymptomen führt. Bei Ratten bedeutet dies, dass sie in eine Art depressive „Starre" verfallen, ängstliches Verhalten zeigen und die Gedächtnisleistungen nachließen – also durchaus Verhaltensweisen, die wir auch bei Menschen unter lang anhaltendem chronischem Stress finden. Wurden die Rezeptoren mit Koffein oder einem chemisch ähnlichen Stoff, der weniger Nebenwirkungen aufweist, blockiert, der den Tieren mit Wasser verabreicht wurde, so besserte sich die Stresssymptomatik ziemlich rasch und auch die Gehirnchemie näherte sich wieder dem „Normalzustand".

Obwohl uns Koffein also auch unruhig und nervös machen kann, scheint bei starkem Stress die Tasse Kaffee, die wir „uns aber jetzt wirklich verdient haben", durchaus positive Effekte zu haben. Es könnte sogar sein, dass Koffein uns vor kognitiven Beeinträchtigungen, die mit Stress verbunden sind, schützen könnte. Dauerhafter Stress führt aufgrund des dadurch ausgeschütteten „Stresshormons" Cortisol letztendlich dazu, dass im Hippocampus Zellen ihre Funktionsfähigkeit verlieren. Dieser Teil des Gehirns ist unter anderem dafür zuständig, dass Lerninhalte dauerhafter abgespeichert werden. Koffein scheint dieser Art von Gedächtnisstörung vorzubeugen. Trotzdem ist es nicht unbedingt zu empfehlen, Koffein zu konsumieren, um dem vorzubeugen – nach einer längeren „stressarmen" Pause erholt sich der Hippocampus viel besser. Wie immer sind Verhaltensänderungen deutlich wirksamer – wenn auch aufwändiger, weswegen wir ständig nach medikamentösen Möglichkeiten zur Behandlung unserer Stresserkrankungen Ausschau halten.

Koffein als Antidepressivum?

Stress

Suizid

Eine weitere Bestätigung dieses Effektes findet sich auch darin, dass die meisten Studien nachweisen konnten, dass die Wahrscheinlichkeit eines Suizides oder eines Selbstmordversuches mit dem Ausmaß des Koffeinkonsums abnimmt und zwar dosisabhängig. In einer Untersuchung mit mehr als 120.000 US-Teilnehmern konnte gezeigt werden, dass die Selbstmordrate in dieser Population dem amerikanischen Durchschnitt entspricht, dass aber bei einem Koffeinkonsum von 2–3 Tassen Kaffee pro Tag die Wahrscheinlichkeit eines Suizides um 45% sank und sogar um mehr als die Hälfte geringer war, wenn mehr als 4 Tassen Kaffee pro Tag getrunken wurden. Bei einem Konsum von koffeinfreiem Kaffee konnte dieser Effekt nicht beobachtet werden.

Eine andere Studie berichtet allerdings, dass ab einem Konsum von mehr als 8 Tassen Kaffee pro Tag die Suizidgefährdung wieder zunimmt. Das könnte allerdings darin begründet sein, dass bei schwerwiegenden psychiatrischen Krankheitsbildern, die an sich schon ein erhöhtes Suizidrisiko haben, ein besonders hoher Koffeinkonsum vorliegt und dadurch die Ergebnisse verfälscht werden. Vor allem wenn noch andere Suchtmittel wie Alkohol oder Nikotin missbraucht werden, oder sogar eine Abhängigkeit davon besteht, erhöht sich wieder die Suizidgefährdung und der gleichsam „schützende" Effekt kann nicht mehr beobachtet werden. Koffein wird daher folgerichtig auch immer wieder verwendet, um sich zu suizidieren. Auch wenn für den deutschsprachigen Raum keine Zahlen vorliegen, so ist aus anderen Studien bekannt, dass über 70% der bei einer Autopsie erkannten Koffeinüberdosierungen bei Menschen mit bekannten psychiatrischen Vorerkrankungen vorkamen.

Zusammenfassend bleibt also festzuhalten: Koffein scheint Depressionen vorzubeugen. Ob Koffein sich als Medikament zur Behandlung von Depressionen eignet, bleibt jedoch ungeklärt, da sich die derzeitige Studienlage widerspricht. Sollte man an einer schweren, erblich gehäuften Form einer Depression leiden, sollte man mit Kaffee eher vorsichtig umgehen, da für diese Menschen aufgrund der verminderten Verträglichkeit Koffein stark angstfördernd und damit wieder indirekt depressionsfördernd wirken kann. Auch bei einer gleichzeitig bestehenden anderen psychiatrischen Erkrankung, vor allem einer Abhängigkeitserkrankung, dürfte die diesbezügliche protektive Wirkung eher ins Gegenteil umschlagen. Allerdings sollten Sie darauf achten, trotz der prophylaktischen Wirkung von Koffein, nicht zu viel davon zu konsumieren. Menschen, die eine Koffeinabhängigkeit entwickelt haben, berichten wieder vermehrt über depressive Symptome, die wohl in Zusammenhang mit den Folgen ihrer Koffeinabhängigkeit bestehen (▸ Kap. 7). Auch sollte man nicht zu früh mit dem Koffeinkonsum beginnen. 9- bis

12-jährige Kinder, die häufig koffeinhaltige Getränke konsumieren, erreichen auf Depressionsskalen deutlich höhere Werte als jene, die kein Koffein zu sich nehmen. Es empfiehlt sich auch, Ihr koffeinhaltiges Getränk nach Möglichkeit nicht mit künstlichen Süßstoffen zu „versüßen" – wahrscheinlich verschwindet dann ebenfalls der positive Effekt.

6.4   Manie

Einige Fallstudien berichten davon, dass Koffein manische Zustandsbilder auslösen kann. Diese Menschen leiden episodenhaft unter einer phasenweise abnorm angehobenen, expansiven oder reizbaren Stimmung mit gesteigerter Aktivität, hohem Rededrang, vermindertem Schlafbedürfnis usw. – also gleichsam dem Gegenteil einer Depression. Üblicherweise führt dies zu massiven Beeinträchtigungen der sozialen Funktionen. Diese Phasen wechseln manchmal auch mit schweren depressiven Phasen ab – man spricht dann von einer bipolaren Störung. Da Koffein offensichtlich über antidepressive Eigenschaften verfügt, ist also naheliegend, dass es solche Episoden nicht nur auslösen, sondern auch die Rückbildung verhindern kann. Patienten, die unter Manien leiden und einen hohen Koffeinkonsum aufweisen, zeigen wahrscheinlich auch höhere Suizidraten. Obwohl systematische Studien fehlen, dies aber mit klinischen Beobachtungen übereinstimmt, wird daher im Regelfall empfohlen, bei manischen Zustandsbildern die Koffeinzufuhr zu beschränken.

Löst Koffein Manien aus?

6.5   Essstörungen

Patienten und vor allem Patientinnen mit Anorexia nervosa habe eine ausgeprägte Angst vor einer Gewichtszunahme oder zu dick zu sein, sodass sie ihre Nahrungsaufnahme extrem beschränken, und es in weiterer Folge zu einem teilweise lebensbedrohlichen Untergewicht kommen kann. Manche Patienten leiden auch unter Essattacken mit unverhältnismäßig hoher, als unkontrolliert erlebbarer Kalorienaufnahme, deren zum Teil vermeintlichen Folgen man sich danach durch Erbrechen oder übermäßiges Fasten wieder zu entledigen versucht (Bulimia nervosa). Beiden Essstörungen ist jedoch letztendlich der Versuch gemein, die Nahrungszufuhr einzuschränken. Leider glauben viele, dass Koffein die Verdauung beschleunigen und den Appetit unterdrücken kann. Oft werden daher Mahlzeiten auch durch koffeinhaltige Getränke ersetzt. Dementsprechend gehören Patienten mit diesen Essstörungen zu jenen psychiatrischen

Anorexia nervosa

Patienten, die den höchsten Koffeinkonsum aufweisen. Vor allem Patienten mit Anorexia nervosa weisen aufgrund der Unterernährung oftmals bereits Herzrhythmusstörungen auf, die durch den stimulierenden Effekt des Koffeins noch verstärkt werden können und daher auch entsprechend gefährlich sind. Erstaunlicherweise hat sich die wissenschaftliche Literatur aber noch recht wenig um diesen Umstand gekümmert, sodass nur beschränkt verlässliche Daten vorliegen.

6.6   Suchterkrankungen

Koffein fördert
Suchterkrankungen

Suchtkranke konsumieren deutlich mehr Koffein als andere psychiatrische Patienten. Dies gilt vor allem für Raucher. Die Ursache dafür könnte vor allem in dem Umstand liegen, dass bei starken Rauchern die Koffeinausscheidung beschleunigt ist und daher mehr Koffein zu sich genommen werden muss, um den gleichen Koffeinspiegel halten zu können wie Nichtraucher. Andererseits kennt man aus der psychologischen Forschung schon seit langem das Phänomen der Konditionierung. Verhaltensweisen, die wir oft miteinander kombinieren, werden assoziativ so miteinander verknüpft, dass letztendlich das eine Verhalten das andere auslöst. Nahezu jeder Raucher wird bestätigen können, dass er sich eine Tasse Kaffee ohne Zigarette nicht vorstellen kann.

Ebenso konsumieren Alkoholkranke deutlich mehr Koffein als Gesunde und erwarten sich auch vermehrt positive psychologische Wirkungen davon. Auch hier besteht im Regelfall schon eine lange bestehende Konditionierung. Wie bereits früher ausgeführt, wird Koffein verwendet, um die unerwünschten sedierenden Nebenwirkungen eines überhöhten Alkoholkonsums zu kompensieren – was zwar nur auf der subjektiven Ebene gelingt, aber bereits ausreicht, um die beiden Verhaltensweisen aneinander zu binden. Auch beim Absetzen des Alkohols, beispielsweise während einer Entzugsbehandlung, wird dann der überhöhte Koffeinkonsum beibehalten und oft auch noch im Sinne einer Verschiebung des Suchtverhaltens auf eine andere Substanz erhöht. So können nach einer erfolgreichen Entwöhnungsbehandlung hinsichtlich des Alkohols in weiterer Folge dann koffeininduzierte Störungsbilder auftreten. Ein ähnlicher Effekt zeigt sich aufgrund der klinischen Erfahrung des Autors auch bei Opiatabhängigen, die auf der Suche nach einem „legalen" High letztendlich bei einem überhöhten Koffeinkonsum enden.

Etwas diffiziler stellt sich die Lage bei Kokainabhängigkeit dar: Einerseits kann Koffein bei bereits entzogenen, „cleanen" Kokainabhängigen die Sucht wieder auslösen und zu einem neuerlichen

Aufflammen der Erkrankung führen, andererseits scheint Koffein vor allem bei Frauen auch eine gewisse Schutzwirkung zu haben. Kokain verändert den Östrogenspiegel im Blut von Frauen, Frauen sind bei einem hohen Östrogenspiegel aber wieder empfänglicher für die Wirkungen von Kokain. Koffein kann diese Veränderungen blockieren und den Zyklus wieder normalisieren. Außerdem scheint Koffein die Ausschüttung von Dopamin in bestimmten Hirnbereichen zu vermindern, die durch Kokain ausgelöst wird. Dopamin ist ein Nervenbotenstoff, der bei der Entstehung einer Suchterkrankung eine wesentliche Rolle spielt. Kokain zeichnet für eine besonders hohe Ausschüttung an Dopamin verantwortlich und ist daher eines jener Suchtmittel, die am schnellsten zu einer Abhängigkeit führt. Folgerichtig wurde bereits über einen möglichen Einsatz von Koffein in der Behandlung der Kokainabhängigkeit spekuliert. Bevor vor allem kokainabhängige Frauen jedoch meinen sollten, mit genug Koffein könne man die Folgewirkungen von Kokain in den Griff bekommen und keine Abhängigkeit entwickeln: Alle Studien wurden an kleinen Gruppen von Ratten durchgeführt – vielleicht sollte man noch einige Zeit zuwarten, ehe man sich darauf verlässt…

6.7 ADHS (Aufmerksamkeits-Defizit-Hyperaktivitäts-Störung)

An sich wäre zu erwarten, dass Koffein, das ja ein leichtes Stimulans ist, die Konzentrationsstörungen und die Hyperaktivität, unter der Kinder, aber zum Teil auch Erwachsene mit dieser Störung leiden, verschlechtern würde. Tatsächlich korreliert die Symptomausprägung einer ADHS positiv mit dem Koffeinkonsum: Je mehr Koffein konsumiert wird, desto ausgeprägter ist das Störungsbild. Jedoch sagt ein korrelativer Zusammenhang noch nichts über den Wirkungszusammenhang aus. So konnte auch festgestellt werden, dass Jugendliche mit ADHS, die keine adäquate medikamentöse Behandlung erhielten, zu einem höheren Konsum an illegalen Aufputschmitteln neigen. Dies könnte man bedenklich finden, wenn man nicht festgestellt hätte, dass bestimmte Aufputschmittel die Symptome dieser Erkrankung lindern können, weswegen diese auch Kindern, die unter einer ADHS leiden, verschrieben werden. Der Konsum von Aufputschmitteln war daher nicht Folge der ADHS, sondern ein Versuch der Selbstmedikation.

Obwohl Koffein an anderen Rezeptoren im Gehirn wirkt, als jene Aufputschmittel, die wegen ihrer positiven Wirkung eingesetzt werden, scheint es doch einige Kreuztoleranzen zu geben, weswegen man begann, auch Koffein als mögliches Medikament zur

Kann Koffein bei ADHS helfen?

Behandlung der ADHS einzusetzen. Bereits zu Beginn der 1970er Jahre erschienen erste Studien, die die Wirksamkeit vorläufig nur an einer Reihe von kleinen Stichproben zeigten. Im Vergleich zu Kindern ohne irgendeine medizinische Behandlung konnte Koffein durchaus positive Resultate erzielen: Die Eltern und die Lehrer der mit Koffein behandelten Kinder berichteten, dass sich die Symptome deutlich gebessert hatten und dass diese Kinder weniger aggressiv waren und sich auch die Impulsivität deutlich gebessert hat. Beim Vergleich aller zu diesem Thema erschienenen Arbeiten zeigte sich jedoch, dass Methylphenidat – eines der zur Behandlung der ADHS zugelassenen Stimulans – im Vergleich zu Koffein deutlich bessere Ergebnisse lieferte. Es zeigte sich nicht nur eine noch deutlichere Verminderung von Aggression und Impulsivität, zusätzlich verbesserte sich bei den damit behandelten Kindern auch noch die Fähigkeit zum vorausschauenden Planen und die psychomotorischen Fähigkeiten. Allerdings erwies sich auch die Kombination von Koffein und Methylphenidat in einigen Bereichen gegenüber einer alleinigen Gabe dieser Substanz als überlegen. Durch die (manchmal im amerikanischen Bereich vielleicht etwas zu großzügige) Verschreibung von behördlich zugelassenen Aufputschmitteln zur Behandlung der ADHS und durch die Zulassung eines Antidepressivums, das ebenfalls gute Resultate zeigte, ohne dass die Nebenwirkungen eines Aufputschmittels auftraten und wohl auch durch die Tatsache, dass an Koffein kaum etwas zu verdienen ist, beschränkte sich die Forschung der letzten Jahre überwiegend auf Experimente mit Ratten.

Diese lieferten insgesamt gute Resultate. So konnte gezeigt werden, dass der Dopaminstoffwechsel bei für AHDS anfällige Ratten durch Koffein normalisiert werden konnte und dass sich die kognitiven Fähigkeiten bei einer Behandlung in der vorpubertären Phase auch langfristig bis ins Erwachsenenalter verbesserten. Jedoch sind durch den Umstand, dass in den letzten Jahren hauptsächlich Grundlagenforschung stattfand, viele Fragen zum Einsatz von Koffein im medizinischen Bereich bei Menschen offen geblieben. So ist weitgehend unklar, welche Dosierungen sinnvoll sind. Wahrscheinlich besteht ein kurvilinearer Zusammenhang, d. h. dass eine optimale Dosis möglicherweise um die 150 mg pro Tag liegt und Abweichungen davon eher weniger wirksam sind. Abgesehen davon können höhere Dosierungen wieder zu Entzugserscheinungen führen und die Symptomatik dadurch wieder verschlechtern. Ob diese Menge allerdings über den Tag verteilt konsumiert werden soll oder einmalig, bleibt unbeantwortet. Schließlich wird Koffein ja verhältnismäßig rasch abgebaut, weswegen eine Verteilung über den Tag durchaus sinnvoll sein könnte. Einige Patienten, die auf eine First-line-Behandlung mit Amphetaminen nicht ansprechen, profitieren gelegentlich von Koffein. Derzeit existieren jedoch keine zuverlässigen medizinischen Richtlinien für dessen Einsatz. Vor allem die Gruppe an Erwachsenen mit ADHS, die zunehmend ins Blickfeld der Psychiatrie und Neurologie kommen, konsumieren wohl als Selbstmedikation höhere Mengen an Koffein. Es wäre hilfreich, ihnen Empfehlungen an die Hand geben zu können, wie sie Koffein sinnvoll zur Behandlung ihrer Symptome einsetzen könnten. Dazu fehlt es aber noch an der nötigen Forschung.

6.8 Psychosen und Schizophrenie

Wie bereits berichtet, erhöht Koffein indirekt über die Blockierung der Adenosinrezeptoren die verfügbare Menge an Dopamin im Gehirn. Ein Umstand, der sich für Depressionen als günstig erweist, aber bei psychotischen Erkrankungen und schizophrenen Zustandsbildern negativ ist und psychotische Symptome, wie Denkstörungen, unrealistische Gedankeninhalte und überhöhte Euphorie, verschlechtern kann. Koffein kann in hohen Mengen auch Halluzinationen auslösen. Es existieren vereinzelte Berichte, dass Koffein Psychosen auch bei Menschen verursachen kann, die noch nie an derartigen Symptomen gelitten hatten. Aufgrund der geringen Fallanzahl sind jedoch zugrunde liegende prädisponierende Faktoren, wie eine bereits bestehende paranoide Bereitschaft, nicht auszuschließen. Umgekehrt kann die Reduktion von Koffein bei Menschen, die unter einer Psychose leiden, auch zu einer Verbesserung der Symptome führen. Leider gehören Menschen mit diesem Krankheitsbild zu jener Gruppe von psychiatrischen Patienten, die den höchsten Koffeinkonsum aufweisen.

Es wurde viel darüber spekuliert, warum diese Patienten – wenn es ihnen doch offensichtlich schadet – derart viel Koffein zu sich nehmen. Vermutungen gehen dahin, dass sie damit die Langeweile und die Apathie bekämpfen möchten, die einerseits mit der Krankheit, aber auch mit der Wirkung der sedierenden Medikation zusammenhängt, die sie zur Behandlung eben dieser Krankheit erhalten. Koffein könnte auch die motorischen Nebenwirkungen, wie etwa Muskelsteifigkeit, positiv beeinflussen. Außerdem verursachen einige der Medikamente einen trockenen Mund, weswegen vermutet wurde, dass koffeinhaltige Getränke zur Beseitigung auch dieser Nebenwirkungen verwendet werden. Ein Hauptgrund dürfte allerdings mit dem oft exzessiven Zigarettenrauchen dieser Patienten zusammenhängen. Und wie schon oben erwähnt müssen Raucher mehr Koffein konsumieren, um ähnliche Koffeinwirkungen zu erzielen wie Nichtraucher.

Verursacht Koffein Psychosen?

Literatur

Alzoubi KH, Abdul-Razzak KK, Khabour OF, Al-Tuweiq GM, Alzubi MA, Alkhadi KA (2013) Caffeine prevents cognitive impairment induced by chronic psychosocial stress and/or high fat-high carbohydrate diet. Behav Brain research 237:7–14

Arria, MA, Caldeira KM, Kasperski SJ, Vincent KB, Griffiths RR, O´Grady KE (2011) Energy drink consumption and increased risk for alcohol dependence. Alcoholism 35(2):365–375

Arrojo-Romero M, Barbazan CA, López-Morinigo JD, Ramos-Rios R, Gurpegui M, Martinez-Ortega JM et al. (2015) Caffeine consumption in a long-term psychiatric hospital: Tobacco smoking may explain in large part the apparent association between schizophrenia and caffeine use. Schizophrenia Research 164(1–3):234–241

Benko CR, Farias AC, Farias LG, Pereira LF, Louzada FM, Cordeiro ML (2011) Potential link between caffeine consumption and pediatric depression: A case-control study. BMC Pediatrics 11:73

Broderick PA, Malve LB (2014) Cocaine shifts the estrus cycle out of phase and caffeine restores it. J Caffeine Research 4(4):109–113

Caballero M, Nunez F, Ahern S, Cuffi ML, Carbonell L, Sanchez S et al. (2011) Caffeine improves attention deficit in neonatal &-OHDA lesioned rats, an animal model of attention deficit hyperactivity disorder (ADHD). Neuroscience Letters 494(1):44–48

Ciaparell A, Paggini R, Carmassi C, Taponecco C, Consoli G, Ciampa G et al. (2010) Patterns of caffeine consumption in psychiatric patients. An Italian Study. European Psychiatry 25:230–235

Dodd FL, Kennedy DO, Riby LM, Haskell-Ramsay CF (2015) A double-blind, placebo-controlled study evaluating the effects of caffeine and L-thenine both alone and in combination on cerebral blood flow, cognition and mood. Psychopharmacology. DOI:10.1007/s00213-015-3895-0

Dosh T, Helmbrecht T, Anestis J (2010) A comparison of the associations of caffeine and cigarette use with depressive and ADHD symptoms in a sample of young adult smokers. J Addiction Medicine 4:52–54

Dratcu L, Grandison A, McKay G, Bamidele A, Vasudevan V (2007) Clozapine resistant psychosis, smoking, and caffeine: managing the neglected effects of substances that our patients consume every day. American J Therapy 14:314–318

First MB, Tasman A (2010) Clinical guide to the diagnosis and treatment of mental disorders. 2nd ed. John Wiley & Sons, Winchester

Gandhi KK, Williams JM, Menza M, Galazyn M, Benowitz NL (2010) Higher serum caffeine in smokers with schizophrenia compared to smoking controls. Drug & Alc Dep 110:151–155

Gurpegui M, Aguilar MC, Martinez-Ortega JM, Diaz FJ, deLeon J (2004) Caffeine intake in outpatients with schizophrenia. Schizophrenia Bulletin 30(4):935–945

Ionnadis K, Chamberlain SR, Müller U (2014) Ostracising caffeine from the pharmacological arsenal for attention-deficit hyperactivity disorder – was this a correct decision? A literature review. J Psychopharmacology 28(9):830–836

Kaster MP, Machado NJ, Silva HB, Nunes A, Ardais AP, Santana M et al. (2015) Caffeine acts through neuronal adenosine A2A receptors to prevent mood and memory triggered by chronic stress. PNAS. DOI:10.1073/pnas.1423088112

Koran, JM, Aboujaoude, Gamel NN (2009) Double-blind study of dextroamphetamine versus caffeine augmentation for treatment-resistent obsessive-compulsive disorder. J Clin Psychiatry 70:5130–5153

Lara DR (2010) Caffeine, mental health, and psychiatric disorders. Journal of Alzheimer´s Disease 20:239–248

Leon MR (2000) Effects of caffeine on cognitive, psychomotor, and affective performance of children with Attention-Deficit/Hyperactivity Disorder. J of Attention Disorders 4(1):27–47

Linnet KM, Wisborg K, Secher NJ, Thomsen PH, Obel C, Dalsgaard S, Henriksen TB (2009) Coffee consumption during pregnancy and the risk of hyperkinetic disorder and ADHD: A prospective cohort study. Acta Paediatr 98(1):173–179

Lucas M, Mirzaei F, Pan A, Okerke OI, Willett WC, O´Reilly EJ et al. (2011) Coffee, caffeine and risk of depression among women. Arch Internal Medicine 171(17):1571–1578

Lucas M, Pan A, Willett WC (2013) Coffee, caffeine, and risk of completed suicide: Results from three prospective cohorts of American adults. World J of Biological Psychiatry. DOI:10.3109/15622975.2013.795243

Malave LB, Broderick PA (2014) Caffeine´s attenuation of cocaine-induced dopamine release by inhibition of adenosine. J of Caffeine Research 4(2):35–40

Martin CA, Cook C, Woodring JH, Burkhardt G, Guenthner G, Omar HA, Kelly TH (2008) Caffeine use: Association with nicotine use, aggression, and other psychopathology in psychiatric an pediatric outpatient adolescents. Scientific World Journal 22:512–516

Nardi AE, Valenca AM, Nascimento I, Freire RC, Veras AB, de-Melo-Neto VL et al. (2007) A caffeine challenge test in panic disorder patients, their healthy first-degree relatives and healthy controls. Depression & Anxiety 25:847–853

Neuendorff R (2014) Vergleich zwischen alkoholabhängigen in stationärer Entwöhnungsbehandlung und einer nicht alkoholabhängigen Personengruppe hinsichtlich Erwartungshaltung an Koffein. Unveröff. Masterarbeit, Sigmund-Freud Privatuniversität, Wien

Ogawa N, Ueki H (2003) Secondary mania caused by caffeine. General Hops Psychiatry 25:138–139

O'Neill CE, Levis SE, Schreiner DC, Amat J, Maier StF, Bachtel RK (2014) Effects of adolescent caffeine consumption on cocaine sensitivity. Neuropsychopharmacology. DOI:10.1038/npp.2014.278

Rogers PJ, Hohoff C, Heatherley SV, Mullings EL, Maxfield PJ, Evershed RP et al. (2010) Associations of the anxiogenic and alerting effects of caffeine with ADORA2A and ADORA1 polymorphisms and habitual level of caffeine consumption. Neuropsychopharmacology 35(9):1973–1983

Wang L, Shen X, Wu Y, Zhang D (2015) Coffee and caffeine consumption and depression: A meta-analysis of observational studies. Australian New Zealand J Psychiatry 09/2015: DOI:10.1177/0004867415603131

Koffeinabhängigkeit – gibt´s das?

© Springer-Verlag Berlin Heidelberg 2016
W. Beiglböck *Koffein*,
DOI 10.1007/978-3-662-49564-3_7

Wussten Sie, dass es davon abhängig ist, auf welchem Kontinent Sie leben, ob Sie die Diagnose Koffeinabhängigkeit erhalten können oder nicht? Selbst in Fachkreisen ist umstritten, ob es so etwas wie eine Koffeinabhängigkeit überhaupt gibt oder nicht. Erfahren Sie in diesem Kapitel, wie die Symptome eines Koffeinmissbrauchs aussehen können und ob Sie selbst vielleicht nicht doch koffeinabhängig sind – Diagnose hin oder her.

Sechs Uhr früh auf einer Drogenentzugsstation einer psychiatrischen Klinik. Ein etwa 40-jähriger Patient erscheint beim Pflegestützpunkt seiner Station und berichtet über innere Unruhe, massive Übelkeit und starken Kopfschmerz. Nachdem der Patient seinen körperlichen Entzug von Heroin, das er über viele Jahre in hohen Dosen konsumiert hatte, bereits vor mehr als einer Woche abgeschlossen hatte und in den letzten Tagen über körperliches Wohlbefinden berichtete und keinerlei Entzugssymptome mehr aufwies, beginnt das übliche Procedere mit der Überprüfung der Vitalfunktionen, wobei außer einem geringgradig erhöhten Blutdruck und etwas erhöhter Herzfrequenz keine besonderen Symptome festgestellt werden können. Es taucht der Verdacht auf, dass der Patient vielleicht heimlich Drogen auf die Station gebracht hatte und diese nunmehr aufgebraucht seien, weswegen erneut Entzugserscheinungen auftreten. Nach einiger Zeit an medizinischen Untersuchungen meint dann der Patient, ob denn in der Klinik keine Koffeintabletten vorrätig seien. Er hätte bis vor einem Tag an die 30 Tassen Kaffee pro Tag getrunken, das sei er von seiner Arbeit an einem Imbissstand schon seit Jahren gewohnt. Allerdings sei ihm in den letzten Tagen das Kleingeld für den Kaffeeautomaten ausgegangen, der sich auf der Station befindet und außerdem sei dieser diese Nacht defekt gewesen, so dass er schon seit zehn Stunden keinen Kaffee mehr getrunken habe – er hätte wohl einen Koffeinentzug …

Mythos Koffeinabhängigkeit?

Keiner der Ärzte, Psychologen oder des psychiatrischen Pflegepersonals hatte ihn bei der Anamneseerhebung oder im Laufe der Behandlung nach seinem Koffeinkonsum gefragt. Während dieser Patient wohl kaum Zweifel daran hatte, dass es so etwas wie eine Koffeinabhängigkeit gibt, ist sich medizinisches Personal nicht ganz so sicher. Obwohl zwar (nur?) 58% des Gesundheitspersonals meinen, dass es so etwas wie Koffeinabhängigkeit gibt, sehen dies deutlich weniger als Krankheit an, die einer Behandlung bedarf. Tatsächlich ist es im Moment auch davon abhängig, ob Sie in Europa oder in den Vereinigten Staaten von Amerika leben, um die Diagnose „Koffeinabhängigkeit" überhaupt erhalten zu können.

Was auf den ersten Blick widersinnig klingt, hat damit zu tun, wie unter anderem psychiatrische Erkrankungen international diagnostiziert werden. Ob und welche Diagnose vorliegt hängt nämlich von sogenannten medizinischen „Klassifikationssystemen" ab. Auch psychiatrische Erkrankungen beziehungsweise psychologische Störungsbilder werden durch diese „Klassifikationssysteme" beschrieben: einer Sammlung von verschiedenen Symptomen, die dann zu sogenannten „Diagnoseklassen" zusammengeführt werden. Damit ein Psychologe z. B. eine Angststörung diagnostizieren darf, muss eine bestimmte Anzahl genau definierter Symptome über einen definierten Zeitraum vorhanden sein. Das interkontinentale Problem besteht darin, dass es zwei dieser Klassifikationssysteme gibt: die International Classification of Diseases Version 10 (ICD 10) der Weltgesundheitsbehörde der Vereinten Nationen (WHO – World Health Organization) und das Diagnostische und Statistische Manual Psychischer Störungen der Amerikanischen Psychiater Gesellschaft in der aktuellen Version 5 (DSM 5). Ersteres wird vor allem in Europa verwendet, letzteres im angloamerikanischen Raum.

Im ICD 10 gibt es die Möglichkeit, im Rahmen der Diagnosegruppe „Psychische und Verhaltensstörungen durch psychotrope Substanzen" die Diagnose für ein Abhängigkeitssyndrom von Koffein zu diagnostizieren. Welche Symptome müssen dafür vorhanden sein?

Symptome einer Abhängigkeitserkrankung

- Es liegt ein starkes oder zwanghaftes Verlangen vor, Koffein zu konsumieren. Es muss also ein gewisser Suchtdruck bestehen, oder – wie der Fachbegriff lautet – Craving vorliegen.
- Es besteht eine verminderte Kontrollfähigkeit bezüglich Menge, Beginn oder Ende des Konsums (d. h. es wird regelmäßig mehr Koffein oder über einen längeren Zeitraum konsumiert als geplant oder es bestehen der anhaltende Wunsch und Versuche, den Koffeinkonsum zu verringern oder zu kontrollieren, ohne dass dies nachhaltig gelingt).
- Bei Absetzen oder Reduktion von Koffein treten körperliche Entzugserscheinungen auf.
- Die Toleranz gegenüber Koffein nimmt zu (um die gewünschte Wirkung hervorzurufen, sind zunehmend größere Mengen an Koffein erforderlich).
- Einengung des Denkens auf Koffein (d. h. Vernachlässigung anderer Interessen zugunsten des Koffeinkonsums).
- Anhaltender Koffeinkonsum trotz gesundheitlicher und sozialer Folgeschäden für den Konsumenten, obwohl der

7

Betroffene sich über die Art und das Ausmaß des Schadens bewusst ist oder bewusst sein könnte (z. B. Unruhe, Nervosität oder Schlafstörungen).

▬ Drei oder mehr dieser Kriterien müssen innerhalb eines Jahres aufgetreten sein, damit die Diagnosekriterien für eine Koffeinabhängigkeit erfüllt sind.

Über einige dieser Symptome bestehen hinsichtlich Koffein kaum wissenschaftliche Zweifel, bei einigen ist allerdings umstritten, ob sie bei Koffeinmissbrauch überhaupt auftreten können. Wenn man diese Symptome im Einzelnen betrachtet, ergibt sich folgendes Bild:

7.1   Craving

Koffeinverlangen

Wenn man suchtkranken Menschen mit deren Sucht assoziierte Reize zeigt (z. B. eine angezündete Zigarette, ein Glas Bier oder eben eine schöne Tasse Kaffee), zeigen diese üblicherweise physiologische Reaktionen, die eine erhöhte zentralnervöse Erregung anzeigen, wie z. B. eine erhöhte Herzfrequenz oder Änderungen des Hautleitwiderstandes – all dies verbunden mit einem subjektiven Druck, dem Konsum nachzugeben. Werden ihnen verschiedene Reize präsentiert, nehmen sie diejenigen, die mit der Droge verbunden sind, bevorzugt wahr. Wer schon einmal das Gefühl erlebt hat, dass „ich jetzt dringend einen Kaffee brauche" oder „ohne meinen Frühstückskaffee komme ich aber gar nicht in die Gänge", kann dies gut nachvollziehen. In der Gesamtbevölkerung berichten an die 19% von diesem subjektiven „Craving"; bei Personen, die wegen übermäßigen Koffeinkonsums psychologische Hilfe aufgesucht haben, bis zu 86%.

7.2   Kontrollverlust

Koffeinkonsum wird nicht beherrscht

Zwar gibt es bei Koffein nur sehr selten gleichsam „unabsichtliche" massive Vergiftungen, die aus einem Kontrollverlust entstehen, wie wir sie etwa bei Alkoholberauschungen oder bei illegalen Suchtmitteln kennen. Diese Personen nehmen sich tatsächlich vor, an einem bestimmten Abend weniger zu konsumieren, landen aber aufgrund neurophysiologischer Enthemmungsvorgänge dann doch im Vollrausch. Allerdings kann das Kriterium „wiederholte Versuche oder der Wunsch, den Koffeinkonsum zu reduzieren, ohne dass dies nachhaltig gelingt" deutlich häufiger beobachtet werden und ist damit der Nikotinabhängigkeit sehr ähnlich. Auch bei Nikotinabhängigen gibt es nur selten Überdosierungen, aber der Wunsch den Nikotinkonsum zu reduzieren, ohne dass dies gelingt, ist sehr ausgeprägt. In amerikanischen Studien findet sich bei Untersuchungen in der Allgemeinbevölkerung ein bis zu 60%iger Anteil an Personen, die dies schon erfolglos versucht haben. Personen, die sich selbst als koffeinabhängig bezeichnen, berichten zu nahezu 90%, dass es ihnen trotz wiederholter Versuche nicht gelungen ist. In Europa liegen diese Zahlen zwar deutlich niedriger (bei 10% in der Allgemeinbevölkerung und an die 20% bei psychiatrischen Patienten), jedoch ist hier die Untersuchungsdichte auch deutlich dünner. Ein weiterer Grund dürfte darin liegen, dass in den meisten Untersuchungen der Durchschnittskonsum an Koffein in den USA signifikant höher ist als im deutschsprachigen Raum.

7.3 Entzugserscheinungen

Das Auftreten von Entzugserscheinungen nach Absetzen von Koffein ist in der wissenschaftlichen Literatur sehr gut dokumentiert und kann bereits bei Kindern zu einer nachfolgenden verminderten Leistungsfähigkeit führen. Sie entstehen wahrscheinlich durch ein Hinaufregulieren des Adenosinsystems nach chronischem Koffeinkonsum. Da Koffein die Rezeptoren für Adenosin besetzt, ist vermehrt Adenosin im freien Zellraum und kann an den vorgesehenen „Andockstellen" seine Wirksamkeit (nämlich die Dämpfung neuronaler Aktivität) nicht mehr entfalten. Der Körper löst das Problem derart, dass er einfach mehr solcher Andockstellen bildet. Beim Koffeinentzug werden diese Rezeptoren nicht mehr von Koffein besetzt, so dass nunmehr zu viele Rezeptoren vorhanden sind, die darauf warten, dass durch Adenosin die Aktivität der nachfolgenden Nervenzellen gehemmt wird. Dadurch entstehen Entzugserscheinungen – so lange wie der Körper benötigt, um sich wieder umzustellen.

Dies spiegelt sich auch im Elektroenzephalogramm wider. Die Thetawellen nehmen während des Entzuges deutlich zu, was immer bei Müdigkeit oder bei leichtem Schlaf der Fall ist. Die Abstinenzsymptome treten üblicherweise 12–24 Stunden nach abruptem Absetzen von Koffein auf. Bei höheren Ausgangsdosen kann es auch eventuell länger als 24 Stunden dauern. Der Höhepunkt der Symptome ist nach konsumierter Menge nach frühestens 20 spätestens 52 Stunden erreicht und sie klingen innerhalb von 2 bis maximal

Symptome des Koffeinentzugs

9 Tagen wieder ab. Bei Wiederaufnahme des Koffeinkonsums verschwinden die Symptome innerhalb von 30–60 Minuten. Die Entzugserscheinungen umfassen vor allem:

- Kopfschmerzen (typischerweise eine „Wochenendmigräne", wenn man länger schläft und erst später den üblichen Morgenkaffee oder -tee zu sich nimmt)
- Eine ausgeprägte Müdigkeit oder Erschöpfung
- Niedergeschlagenheit
- Reizbarkeit, Stimmungsschwankungen
- Schwierigkeiten sich zu konzentrieren und damit verbundene geringere kognitive Leistungen
- Grippeähnliche Symptome (Übelkeit, Erbrechen oder Muskelschmerzen)
- Schweregefühl in den Armen oder Beinen
- Gelegentlich auch depressive Verstimmung, Angst verbunden mit Schlafstörungen.

Die Symptome treten unabhängig davon auf, ob Koffein über den Tag verteilt zu sich genommen wird oder nur einmal am Tag. Die häufigsten Entzugserscheinungen – Kopfschmerzen und Müdigkeit – hängen im Regelfall mit der Menge des regelmäßig aufgenommenen Koffeins zusammen. Frauen scheinen dabei mehr unter Entzugserscheinungen zu leiden als Männer. Bei Personen mit sehr hohem Koffeinkonsum können diese sogar zu Ausfällen in der Arbeit oder in der Schule durch Krankenstand und hoher Fehleranfälligkeit führen. Dass dies nicht nur ein psychologischer Effekt ist, konnte durch Doppelblindstudien gezeigt werden: Weder die Forscher noch die Versuchsteilnehmer wussten, ob die Versuchsteilnehmer Koffein erhielten oder nicht.

Entzugserscheinungen bereits bei geringem Konsum

Entzugserscheinungen treten allerdings bei manchen Menschen bereits nach einem regelmäßigen Konsum von nur 100 mg Koffein pro Tag auf – also einer guten Tasse Kaffee. Es gibt auch Berichte, dass bei manchen Personen bereits ein Konsum von etwa 3 Tassen Kaffee pro Tag nach einer knappen Woche zu einem Entzugssyndrom führen kann – hier spielt die individuelle Verträglichkeit und die genetische Ausstattung wohl eine große Rolle. Es gibt beispielsweise Genvarianten, die den Koffeinabbau verlangsamen. Der genetische Anteil hinsichtlich der Koffeinverträglichkeit wird – je nach Studie – auf 35–77% geschätzt und entspricht damit ungefähr dem von Nikotin oder Alkohol.

In der Allgemeinbevölkerung berichten in den USA bis zu 18% der Bevölkerung über das Auftreten von Entzugssymptomen. In einer eigenen Studie im deutschsprachigen Raum (überwiegend Deutschland und Österreich) wurden derartige Symptome von knapp 19% angegeben, also ebenfalls einem knappen Fünftel aller Koffeinkonsumenten.

7.4 Toleranzentwicklung

Die Entwicklung einer Toleranz hinsichtlich des Koffeinkonsums konnte sowohl in Tierversuchen als auch an Untersuchungen bei Menschen bestätigt werden. Allerdings scheint diese Toleranzentwicklung erst bei höheren täglichen Dosen an Koffein aufzutreten, ab ungefähr 400 mg pro Tag. Tritt eine Toleranzentwicklung ein, wird Koffein als subjektiv nicht mehr so anregend erlebt wie früher. Auch die koffeininduzierten Schlafstörungen werden weniger und physiologische Parameter wie etwa der Blutdruck kaum mehr beeinflusst. An die 16% der Koffeinkonsumenten berichten über eine Toleranzentwicklung. Bei Personen, die sich wegen einer Koffeinproblematik in Behandlung begeben, sind dies bis zu 75%.

Gewöhnung an hohe Mengen

7.5 Anhaltender Konsum trotz Folgeschäden

Der überwiegende Anteil an Koffeinkonsumenten kann sich wohl nicht vorstellen, dass man den Koffeinkonsum nicht aufgeben kann, wenn es ärztlicherseits empfohlen wird – trotzdem tritt dieses charakteristische Kriterium einer Sucht deutlich häufiger auf, als man annehmen könnte. In einer großen Umfrage in den USA gaben zwischen 11 und 13% der Befragten an, dass ihnen im Laufe des vergangenen Jahres ein Arzt oder anderes Gesundheitspersonal bereits dazu geraten hatte, den Koffeinkonsum zu beenden oder zumindest zu reduzieren, und sie es nicht geschafft hatten. Der Rat war einerseits durch Herz- und Magenerkrankungen aber auch Schlafstörungen sowie Angst- und Depressionssymptomen begründet worden. Bei Personen mit behandlungsbedürftigem Koffeinkonsum waren es bis zu 81%. Auch hier sind die Zahlen in Europa wieder etwas geringer. Nur 7% der Allgemeinbevölkerung berichten von dieser Symptomatik. Selbst schwangeren Müttern mit überhöhtem Koffeinkonsum gelingt es oft nicht, trotz ärztlicher Unterstützung, den Koffeinkonsum zu reduzieren. 28% dieser werdenden Mütter konsumierten weiter, obwohl ihnen eindringlich gesagt wurde, dass dies Auswirkungen auf das Ungeborene haben könnte. Es ist bezeichnend, dass diese Art von Studien lediglich in den Vereinigten Staaten durchgeführt wird. Im deutschsprachigen Raum wird der Koffeinkonsum schwangerer Frauen kaum beachtet.

Konsum trotz ärztlicher Empfehlung

Für die Diagnose einer Abhängigkeit nach ICD 10 reichen allerdings 3 Kriterien aus und für 4 davon liegen Belege vor, dass sie bei Koffeinkonsumenten auftreten können. Zieht man nun diese Kriterien heran, so kommen amerikanische Studien in der Gesamtbevölkerung auf 6–9% Koffeinabhängige, bei Koffeinkonsumenten auf annähernd 30%, wobei der Anteil vor allem bei jüngeren Frauen, die häufiger über Entzugserscheinungen berichten, höher sein dürfte als bei Männern. Dies stimmt auffallend mit der schon erwähnten eigenen Arbeit in Österreich und Deutschland überein, bei der bei 30,5% der koffeinkonsumierenden Teilnehmer eine Koffeinabhängigkeit festgestellt werden konnte. Dieser Wert verdoppelt sich nahezu bei Patienten mit einer anderen psychiatrischen Erkrankung.

Warum jedoch kann in der amerikanischen Version der psychiatrischen Klassifikationssysteme eine Koffeinabhängigkeit nicht diagnostiziert werden? Einerseits überschneiden sich die Symptomkriterien teilweise. Es wurden allerdings weitere dazu aufgenommen, wie etwa ein hoher zeitlicher Aufwand, um sich die Substanz zu beschaffen, wichtige berufliche oder soziale Aktivitäten werden eingeschränkt, um die Substanz konsumieren zu können, oder es ist den Betroffenen unmöglich, wichtigen beruflichen, schulischen oder sozialen Verpflichtungen nachzukommen – Symptome, die sich bei einer Koffeinabhängigkeit wohl kaum finden lassen. Andererseits würden schon zwei der insgesamt nunmehr elf Symptome ausreichen, um eine zumindest leichte Substanzgebrauchsstörung (das neue Wort für Abhängigkeit) feststellen zu können. Es können zwar koffeininduzierte Störungen, wie etwa Entzugserscheinungen, diagnostiziert werden, aber bezüglich Koffein wird dezidiert darauf hingewiesen, dass noch ein erhöhter Forschungsbedarf besteht, um von einer Koffeinkonsumstörung sprechen zu können. Es bleibt die Frage offen, ob man nicht eine gewisse Scheu hatte, noch eine Substanz zu „verteufeln" und damit auf Unverständnis bei der Bevölkerung zu stoßen – bei der Getränkeindustrie ganz zu schweigen. Dies scheint insofern unverständlicher, als der durchschnittliche Koffeinkonsum in den USA höher ist als in Europa und daher vermehrt Probleme auftreten müssten. Der Grund dafür liegt aber möglicherweise auch in einem wissenschaftlichen Disput und der heißt „reinforcement" oder „Verstärkung".

Verstärkung als Ursache für Abhängigkeit

Verstärkung ist ein grundlegendes Verhaltensmuster, das bei allen Säugetieren beobachtet werden kann, Drogenabhängigkeit eingeschlossen. Ein Verstärker ist eine Art Belohnung, die die Auftrittswahrscheinlichkeit von damit zeitlich und räumlich verbundenen Verhaltensweisen erhöht. Wenn wir einer weißen Maus immer dann, wenn sie einen bestimmten Schalter betätigt, ein Futterkügelchen zukommen lassen, wird dieses Verhalten „verstärkt", d. h. sie wird den Schalter immer häufiger betätigen. Auch die klassischen Versuche zur Drogenabhängigkeit sehen nicht anders aus. Wenn die Maus nach dem Drücken einer Taste beispielsweise Alkohol oder Kokain erhält, wird dieses Verhalten auch verstärkt. Obwohl sie also keine natürliche Belohnung wie Futter, sondern künstliche Drogen erhält, wird sie trotzdem versuchen, den Schalter so oft wie möglich zu betätigen. Drogen wirken sogar viel besser als natürliche Verstärker. Leider funktionieren wir Menschen auch nicht anders als weiße Mäuse. Auch für uns stellen Drogen eine massive „Belohnung" dar. Untersuchungen konnten zeigen, dass Menschen auch bei geringen Dosen von Koffein dazu tendieren, koffeinhaltige Flüssigkeiten gegenüber einer „Placeboflüssigkeit" ohne Koffein vorzuziehen, wobei sie eben nicht wussten, welche der Flüssigkeiten das Koffein enthielt. Dieser Effekt ist bei Menschen, die schon vor diesen Untersuchungen Koffein in einem höheren Ausmaß konsumiert haben, sogar noch deutlich ausgeprägter.

Es scheint für manche nicht nachvollziehbar, dass man Koffein in einem Getränk nicht erkennen kann, weil sich die meisten Menschen sicher sind, koffeinfreien Kaffee von koffeinhaltigen Kaffee zu unterscheiden. Allerdings können bei z. B. Colagetränken nur weniger als 10% der regelmäßigen Konsumenten derartiger Getränke angeben, ob ein Colagetränk Koffein enthält oder nicht.

Ein weiterer Beleg für die Verstärkerwirkung von Koffein konnte auch in anderen Untersuchungsanordnungen bestätigt werden. Gibt man zuckerhaltigen Getränken auch nur wenig Koffein bei, steigert sich der Konsum an derartigen Getränken deutlich. Auch wenn den Versuchspersonen nicht bekannt war, ob das Getränk Koffein enthielt oder nicht, wurde es gegenüber nicht koffeinierten zuckerhaltigen Getränken bevorzugt. Wir sind also den Bienen, die koffeinierten Nektar gegenüber nicht koffeinierten bevorzugen, nicht unähnlich.

Allerdings ist dies ein nicht immer konsistentes Ergebnis und bei einigen dieser Versuchsteilnehmer trat dieser Effekt nicht auf. Vor allem Forscher, die der Getränkeindustrie nahestehen, argumentieren daher, dass Koffein nur einen geringen Verstärkereffekt hat und dass es vielleicht gar nicht Koffein ist, das diesen Effekt auslöst, sondern der angenehme Geschmack und der positive soziale Rahmen, in dem koffeinhaltige Getränke wie z. B. Kaffee konsumiert werden. Da Menschen aber auch in Blindversuchen über eine mittlere Zeitspanne jene Getränke bevorzugen, die Koffein enthalten, obwohl sie genauso schmecken wie koffeinfreie Getränke, wird dieses Argument damit etwas widerlegt.

Weiters fehlt auch das getriebene, impulshafte, für den nichtabhängigen, laienhaften Beobachter oft nicht nachvollziehbare Konsumieren einer Substanz, wie wir es von schwer Alkohol- oder Opiatabhängigen kennen, die den Konsum kaum beherrschen können, weswegen Koffein eben Suchtqualität abgesprochen wird.

Belohnungszentrum

Für die teilweise Richtigkeit dieses Arguments gibt es in der letzten Zeit einige wissenschaftliche Belege: Der belohnende oder verstärkende Effekt ist auf eine Veränderung der Verfügbarkeit bestimmter Nervenbotenstoffe in unserem Gehirn zurückzuführen. Nervenbotenstoffe benötigen wir, damit ein Reiz von einer Nervenzelle auf die nächsten weitergeleitet wird. Sie sind sozusagen der chemische Botenstoff, der der nächsten Zelle sagt, was sie tun soll. Sie sind in den Enden der Nervenzellen gespeichert und werden bei Bedarf freigesetzt – wenn sie nicht mehr benötigt werden, werden sie wieder in die Nervenzelle resorbiert. Auch natürliche Belohnungsreize wie etwa Zucker oder guter Sex führen dazu, dass in einem bestimmten Bereich des Mittelhirns dem sogenannten Nucleus accumbens (lat. Nucleus = Kern, accumbens = sich hinlegen, Platz nehmen) und der damit verbundenen Hirnregion, dem sogenannten Belohnungszentrum, ein Nervenbotenstoff namens Dopamin freigesetzt wird. Er sorgt dafür, dass wir dieses Verhalten dann immer häufiger ausführen. Bei natürlichen Belohnungsreizen fehlt aber meist, außer bei bestimmten Störungsbildern, ebenfalls dieses impulshafte Ausleben des Verhaltens. Der Grund liegt darin, dass abhängig machende Drogen diesen Anstieg an Dopamin viel schneller und in einem höheren Ausmaß bewerkstelligen können als eben natürliche Belohnungsreize. Sie bewerkstelligen dies auf unterschiedliche Weise; manche sorgen dafür, dass vermehrt davon ausgeschüttet wird, oder dass es nicht wieder von der ausschüttenden Zelle aufgenommen werden kann und länger zur Verfügung steht (Kokain oder andere Aufputschmittel) oder zwingen andere Nervenzellen indirekt dazu, über ihre Reizweiterleitung bei anderen Nervenzellen vermehrt Dopamin auszuschütten (Nikotin, Alkohol, Opiate, Cannabis).

Jedenfalls können Drogen dies so gut, dass natürliche Reize damit nicht mehr mithalten können, für den Abhängigen immer uninteressanter werden und sich das Verlangen letztendlich nur mehr auf die Droge ausrichtet. Koffein setzt zwar Dopamin frei, aber in den üblichen Dosierungen von 2–3 Tassen Kaffee pro Tag (300 mg Koffein) konnte dieser Effekt in den dafür relevanten Hirnregionen nicht beobachtet werden. Die Dopaminfreisetzung im Nucleus accumbens dürfte erst bei deutlich höheren Dosen wirksam werden. Daher wird verständlich, dass ein massives Verlangen nach Koffein

---

▣ **Tab. 7.1** Test zur Koffeinabhängigkeit. Mit freundlicher Genehmigung von Markus Schott (Aus: Schott u. Beiglböck 2014)

				Jeweils zutreffende Punktezahl eintragen
1.	Wann nach dem Aufwachen konsumieren Sie das erste Mal Koffein?	Innerhalb von 15 min 15–60 min 60–120 min Nach 120 min	[3] [2] [1] [0]	
2.	Wie schwer/leicht wäre es für Sie, komplett auf Koffein zu verzichten?	Sehr schwer Schwer Leicht Sehr leicht	[3] [2] [1] [0]	
3.	Hatten Sie schon einmal Entzugssymptome, weil Sie kein Koffein konsumieren konnten? Z. B.: Kopfschmerzen, Müdigkeit, Übelkeit, Konzentrationsschwierigkeiten, Reizbarkeit	Ja Nein	[1] [0]	
4.	Konsumieren Sie manchmal mehr Koffein, als Sie sich vorgenommen haben?	Ja Nein	[1] [0]	
5.	Wurde Ihnen schon einmal von einem Arzt empfohlen, weniger Koffein zu konsumieren?	Ja Nein	[1] [0]	
6.	Verursacht Koffein bei Ihnen psychische oder physische Probleme? Z. B.: Nervosität, Herzrasen, Schwitzen	Ja Nein	[1] [0]	
		Summe:		

Der erreichte Punktwert entspricht direkt dem Schweregrad der Koffeinabhängigkeit. Es werden 3 Abhängigkeitsgruppen unterschieden; wobei 0 bis 2 Punkte für keine Abhängigkeit stehen, 3 bis 4 eine geringe Koffeinabhängigkeit nahelegen und ab 5 bis 10 Punkten mit einer starken Abhängigkeit zu rechnen ist.

(„craving") vor allem bei Menschen auftritt, die sich bereits wegen einer koffeininduzierten Störung in Behandlung befanden, also Hochkonsumenten, dann allerdings zu über 80%. Das unterscheidet Koffein von Alkohol oder anderen Drogen, die den Dopaminausstoß auch schon bei geringsten Mengen anregen. Daher entwickelt sich eine Koffeinabhängigkeit nur sehr viel langsamer und tritt bei geringem Konsum wahrscheinlich nur sehr selten auf.

Aber all diese wissenschaftlichen Spitzfindigkeiten waren dem am Beginn dieses Kapitels genannten Patienten wohl ziemlich egal. Er erlebte sich als koffeinabhängig und wollte diese behandelt wissen. Sollten Sie auch für sich klären wollen, ob Gefahr besteht, können Sie den obigen kleinen Test ausfüllen, der sich bereits in einigen wissenschaftlichen Untersuchungen bewährt hat (▣ Tab. 7.1).

Test zur Koffeinabhängigkeit

Literatur

Bergin JE, Kendler KS (2012) Common psychiatric disorders and caffeine use, tolerance, and withdrawal: An examination of shared genetic and environmental effects. Twin Res Human Genetics 15(4):473–482

Bernstein GA, Carroll ME, Thuras PD, Cosgrove KP, Roth ME (1998) Caffeine withdrawal in school-age children. J American Acad Child & Adolescent Psychiatry 37:858–865

Budney AJ, Brown PC, Griffiths RR, Hughes JR, Juliano LM (2013) Caffeine withdrawal and dependence: A convenience survey among addiction professionals. J Caffeine Research 3(2):67–71

Dilling H, Mombour W, Schmidt MH (2010) Internationale Klassifikation psychischer Störungen. Hans Huber, Bern

Evans SM, Griffiths RR (1999) Caffeine withdrawal: A parametric analysis of caffeine dosing conditions. J Pharmacology & Exp Therapeutics 289(1):285–294

Falkai P, Wittchen H-U (2015) Diagnostisches und Statistisches Manual Psychischer Störungen – DSM-5. Hogrefe, Göttingen

Favroud-Coune T, Broers B (2015) Addiction to caffeine and other xanthines. In: El-Goubaly N, Carrá G, Galanter M (ed) Textbook of addiction treatment. Springer, Mailand:437–454

Field M, Munafò MR, Franken IHA (2009) A meta-analytic investigation of the relationship between attentional bias and subjective craving in substance abuse. Psychol Bull 135(4): 589–607

Griffiths RR, Vernotiva EM (2000) Is caffeine a flavoring agent in cola soft drinks? Archive of Family Medicine 9:727–734

Hughes JR, Oliveto AH, Bickel WK, Higgins ST, Badger GJ (1993) Caffeine self-administration and withdrawal: Incidence, individual differences and interrelationships. Drug Alcohol Dependence 32(2):239–246

Juliano LM, Griffiths RR (2004) A critical review of caffeine withdrawal: Empirical validation of symptoms and signs, incidence, severity, and associated features. Psychopharmacology 176:1–29

Keath RSJ, Swinburn BA, Sayompark D, Whitelock S, Riddell LJ (2015) Caffeine increases sugar-sweetened beverage consumption in a free-living population: A randomised controlled trial. British J Nutrition 113:366–371

Kendler KS, Myers J, Prescott CA (2006) Specifity of genetic and environmental risk factors for symptoms of cannabis, cocaine, alcohol, caffeine, and nicotine dependence. Arch Gen Psychiatry 64:1313–1320

Kendler KS, Prescott CA (1999) Caffeine intake, tolerance, and withdrawal in women: A population-based twin study. American J Psychiatry 156(2):223–228

Meredith StE, Juliano LM, Hugher JR, Griffiths RR (2013) Caffeine use disorder: A comprehensive review and research agenda. J Caffeine Research 3(3):114–130

Ogawa N, Ueki H (2007) Clinical importance of caffeine dependence and abuse. Psychiatry & Clinical Neurosc 61:263–268

Pomm D, Svikis D, Dillon P, Dick D, Kendler K (2015) Caffeine withdrawal in college students: Differences by gender and beverage type. Drug Alcohol Dependence e34–e117. DOI: http://dx.doi.org/101016/j.drugalcdep.2014.09.565. http://www.drugandalcoholdependence.com/article/S0376-8716(14)01627-5/pdf (Zugriff: 30.10.2015)

Robinson TE, Berridge KC (2000) The psychology and neurobiology of addiction: An incentive-sensitization view. Addiction 95(2):91–117

Satel S (2006) Is caffeine addictive? – A review of the literature. Americ Journal Drug & Alcohol Abuse 32:493–502

Schott M (2014) Übersetzung und Validierung des CaffEQ. Unveröff. Masterarbeit, Sigmund Freud Privatuniversität, Wien

Sigmon SC, Herning RI, Better W, Cadet JL, Griffiths RR (2009) Caffeine withdrawal, acute effects, tolerance, and absence of net beneficial effects of chronic administration: Cerebral blood flow velocity, quantitative EEG, and subjective effects. Psychopharmacology 204(4):573–585

Strain EC, Mumford GK, Silverman K, Griffiths RR (1994) Caffeine dependence syndrome. Evidence from case histories and experimental evaluations. JAMA 272:1043–1048

Striley CLW, Griffiths RR, Cotter LB (2011) Evaluating dependence criteria for caffeine. J Caffeine Research 1(4):219–225

Volkow ND, Wang GJ, Logan J, Fowler JS, Thanos PK, Wong C et al. (2015) Caffeine increased striatal dopamine D2/D3 receptor availability in the human brain. Transl Psychiatry 5:e549. DOI:101038/tp.2015.46

Yeomans MR, Jackson A, Lee MD, Steer B, Tinley E, Durlach P, Rogers PJ (2000) Acquisition and extinction of flavour preferences conditioned by caffeine in humans. Appetite 35:131–141

Selbsthilfe – Behandlungsansätze der Koffeinabhängigkeit

© Springer-Verlag Berlin Heidelberg 2016
W. Beiglböck *Koffein*,
DOI 10.1007/978-3-662-49564-3_8

8

Viele Menschen sind sich zwar ihres überhöhten Koffeinkonsums bewusst, schrecken jedoch davor zurück, den Konsum zu reduzieren, da sie bereits unangenehme Entzugserscheinungen erlebt haben, oder es sich einfach nicht zutrauen, auf ihren täglichen „Kick" zu verzichten. Dieses Kapitel zeigt, dass – mit einigen Tricks und guter Vorbereitung – der Verzicht oder die Reduktion des täglich zu sich genommenen Koffeins gar nicht so schwierig ist.

Obwohl die bei Absetzen von Koffein auftretenden Entzugserscheinungen – im Gegensatz zu vielen anderen Drogen – nicht wirklich lebensbedrohlich sind oder auch nicht zu längerdauernden Gesundheitsbeeinträchtigungen führen können, ist im Regelfall das plötzliche Absetzen von koffeinhaltigen Produkten für die Aufrechterhaltung einer „koffeinfreien" oder zumindest „koffeinarmen" Ernährungsweise nicht sehr erfolgreich. Die teilweise recht unangenehmen Entzugserscheinungen, die von Kopfschmerzen über ausgeprägte Müdigkeit bis zu Reizbarkeit, depressiven Verstimmungen, ja sogar fieberähnlichen Symptomen wie Übelkeit und Muskelsteifigkeit reichen können, führen bei den meisten Entzugswilligen zu einer raschen Rückkehr zum alten Konsummuster. Daher zeigt eine abgestufte Vorgangsweise und ein langsames „Ausschleichen" der konsumierten Koffeinmenge den größten Erfolg. Was kann man also tun, um den Entzug oder eine Reduktion des Koffeinkonsums erfolgreich anzugehen?

8.1   Schritt 1: Ziel festlegen

Entscheidung treffen

Entscheiden Sie für sich, ob Sie den Koffeinkonsum wirklich völlig aufgeben wollen, oder ob Sie die Menge nur reduzieren wollen. Klären Sie diese Frage eventuell auch mit Ihrem persönlichen Arzt ab. Bei bestimmten, nicht nur psychiatrischen, Krankheitsbildern häufen sich die Hinweise, dass es eventuell sinnvoll ist, den Koffeinkonsum völlig aufzugeben. Wenn man in Zukunft Entzugserscheinungen mit Sicherheit vermeiden will, sollte man den Konsum jedenfalls auf unter 100 mg Koffein pro Tag reduzieren.

8.2   Schritt 2: Motivieren

Motivation

Machen Sie sich bewusst, warum Sie eigentlich Ihren Koffeinkonsum reduzieren wollen – wir ändern unser Verhalten nur, wenn wir einen wirklich guten Grund dafür gefunden haben, der uns

◘ Tab. 8.1 4-Felder-Schema

	Abstinenz/Reduktion	Weiterhin Koffein
Pro		
Kontra		

persönlich wichtig ist. Werden Sie sich auch klar darüber, welche Schwierigkeiten Sie dabei erwarten könnten – wir müssen unsere „Gegner" gut kennen, damit sie uns nicht aus dem Hinterhalt überraschen können. Dies geschieht am besten mit einem sogenannten „4 Felder-Schema" (◘ Tab. 8.1).

In dieses Schema tragen Sie für sich ein, was für eine Reduktion des Koffeinkonsums spricht, und was gegen ein Beibehalten des Konsums anzuführen ist. Genauso wichtig ist es allerdings auch, sich darüber klar zu werden, ob nicht auch etwas für das Beibehalten des Konsums spricht und gegen die Abstinenz. Das mag zwar etwas merkwürdig und kontraintuitiv erscheinen, sich auch damit auseinanderzusetzen, allerdings wird einem dadurch bewusst, woran ein Abstinenzversuch scheitern kann, woher der „Gegenwind" kommt. Gleichzeitig ermöglicht es auch, sich auf den eigenen inneren Widerstand gegen die Verhaltensänderung vorzubereiten und schon vorweg Gegenstrategien entwickeln zu können. Dies könnte beispielhaft wie in ◘ Tab. 8.2 aussehen.

Schreiben Sie sich die Gründe, warum Sie den Koffeinkonsum reduzieren wollen, auf einen kleinen Zettel und führen Sie diesen immer bei sich – er soll Sie daran erinnern, warum Sie das auf sich nehmen, falls Sie einmal „schwach" werden sollten. In diesem Beispiel wäre es auch wichtig, Überlegungen anzustellen, wie man sich in etwa für einen erfolgreichen Tag anders als mit einem Kaffee belohnen kann, oder welche Ersatzgetränke geschmacklich ebenfalls in Frage kommen können. Probieren Sie durchaus einmal auch koffeinarmen Kaffee (wirklich koffeinfreier Kaffee existiert nicht) oder koffeinarme Cola-Getränke. Der Eindruck, dass sie geschmacklich völlig unterschiedlich zu koffeinhaltigen Getränken sind, hängt meist nur damit zusammen, dass einem bewusst ist, dass man koffeinarme Getränke konsumiert. In Blindverkostungen konnten selbst passionierte Kaffeetrinker großteils kaum zwischen koffeinhaltigem und koffeinreduziertem Kaffee unterscheiden. Stellen Sie allerdings nicht zu schnell um, da ja nur ein langsames „Ausschleichen" der Koffeinmenge zum Erfolg führt. Daher der 3. Schritt:

◼ **Tab. 8.2** 4-Felder-Schema (Beispiel)

	Abstinenz/Reduktion	Weiterhin Koffein
Pro	Ich werde besser schlafen können	Ich benötige das für meine Konzentration
	Ich werde weniger nervös sein	Woher bekomme ich jetzt meinen „energy shot"?
	Meine morgendlichen Kopfschmerzen werden vorbei sein	
	Ich muss nicht ständig darauf achten, dass ich genug Koffein konsumiere	
Kontra	Meine Cappuccini schmecken mir sehr	Ich werde Geld einsparen
	Kurzfristig muss ich aushalten, dass ich müde sein werde	Langfristig werde ich weniger müde sein
	Was werde ich jetzt zum Abschluss eines guten Essens statt Espresso trinken?	Meine Magenbeschwerden werden sich bessern

8.3   Schritt 3: Tagebuch führen

Tatsächlichen Koffeinkonsum erheben

Beginnen Sie ein Tagebuch zu führen, um festzustellen, wie viel Koffein Sie wirklich zu sich nehmen. Diese Daten stellen dann den Ausgangspunkt für Ihre Reduktionsschritte dar.

Zugegebenermaßen ist es nicht ganz einfach, den genauen Koffeingehalt von beispielsweise einer Tasse Kaffee anzugeben. Deren Koffeingehalt kann abhängig von der Art der Mischung, der Zubereitungsart und der Menge des Kaffeepulvers, das dafür verwendet wurde, großen Schwankungen unterworfen sein. Je höher der Anteil an Robustabohnen, desto höher auch der Koffeingehalt. Unterschiedliche Cola-Getränke haben auch einen unterschiedlichen Koffeingehalt. Auch unterschiedliche Teesorten können einen unterschiedlichen Koffeingehalt aufweisen, wobei die Faustregel, dass schwarzer Tee im Regelfall mehr Koffein beinhaltet, auch nur bedingt gilt und selbstverständlich auch die Menge und Qualität der verwendeten Teeblätter eine große Rolle spielen. Daher kann man im Internet auch eine Reihe von Seiten finden, die recht unterschiedliche diesbezügliche Angaben aufweisen.

Die folgende Tabelle (◼ Tab. 8.3) kann Ihnen einen Anhaltspunkt liefern, wie viel Koffein sich in unterschiedlichen Nahrungsmitteln befindet. Sie fußt überwiegend auf zwei rezenten und seriösen

Tab. 8.3 Koffeingehalt in Getränken und Nahrungsmitteln	
Getränk/Nahrungsmittel	Koffeingehalt in mg pro 100 ml oder 100 g
Cola-Getränke	4–14 herstellerabhängig
Eistee/Bubble Tea	1–7 herstellerabhängig
Energydrinks	26–34 herstellerabhängig
Energy shots (Nahrungsergänzungsmittel)	100–158 herstellerabhängig
Tee (je länger gebrüht und je heißer das Wasser, desto mehr Koffein)	12–58
Auf Kaffee basierende Fertiggetränke	1–45 herstellerabhängig
Kaffee	4–80
–„stark" (Espresso) durchschnittlich	80
–„mittel" durchschnittlich	40
–„leicht" durchschnittlich	20
–„instant" durchschnittlich	30
Cappuccino ca.	15
Caffè latte ca.	15
Eiskaffee	23–45
„Koffeinfreier" Kaffee	1–3 herstellerabhängig
Kakao	1–5
Yoghurts mit Kaffeegeschmack	3–5 herstellerabhängig
Schokolade	2–55 im Regelfall je höher der Kakaoanteil desto mehr Koffein
Bei sehr hohem Kakaoanteil (90–95%)	Bis zu 100

Analysen aus Deutschland und Österreich und spiegelt die tatsächlichen Konsumgewohnheiten in diesen Ländern und den Koffeingehalt der jeweiligen am Markt befindlichen Produkte wider (kaufmännisch gerundet). Diese beiden Arbeiten stellen im Moment wohl die zuverlässigste Quelle für derartige Berechnungen dar. Vergessen Sie jedoch nicht, dass auch Schokolade Koffein beinhaltet. Wenn Ihr Kaffee mehr Arabicabohnen enthält, ist er eher am unteren Ende der Koffeinskala anzusetzen, da Arabica weniger Koffein enthält. Auch viele Schmerzmittel setzen Koffein als wirkungsverstärkende Substanz ein – im Regelfall mindestens 50 mg pro Tablette. Kontrollieren Sie die Beipackzettel Ihrer Medikamente im Hinblick auf deren Koffeingehalt. Bedenken Sie auch, dass manche Nahrungsergänzungsmittel oder über das Internet bestellte „Schlankheitsmittel" Koffein beinhalten und kontrollieren Sie die beinhalteten Substanzen anhand der Packungsbeilage oder der in Europa vorgeschriebenen Auflistung der Inhaltsstoffe. Auch „Aktivtonika", die für ältere

Personen gedacht sind, enthalten des Öfteren höhere Mengen an Koffein – nicht selten in Kombination mit Alkohol. Es ist dann wohl eher das Koffein, das zur erwünschten aktivierenden Wirkung führt und nicht die anderen beigefügten Pflanzenextrakte.

Informationen über den Koffeingehalt der von Ihnen bevorzugten Cola-Getränke oder Energydrinks finden Sie im Regelfall auf den Homepages der jeweiligen Hersteller (wenn auch manchmal etwas versteckt). Vergessen Sie auch nicht, dass Mate-Tees und Guaranaprodukte Koffein enthalten. Sollten Sie diese nicht über das Internet bestellt haben, sollte der stark variierende Koffeingehalt auf der Verpackung angegeben sein (Tab. 8.3).

Führen Sie dieses Tagebuch zumindest für eine Woche, um einen realistischen Eindruck über Ihren durchschnittlichen Tageskonsum zu erhalten, ehe es ernst wird und Sie sich an den nächsten Schritt wagen. Bevor Sie jedoch diesen nächsten Schritt setzen, überlegen Sie noch, wie Sie mit Hochrisikosituationen umgehen. Was werden Sie in Ihrem Stammcafé machen, wo Ihnen der Kellner bereits automatisch Ihren Lieblingskaffee serviert, ohne dass Sie ihn bestellen müssen – z. B. ihn zu informieren, dass Sie, wenn Sie nächstes Mal kommen, „automatisch" ein anderes Getränk haben wollen? Was werden Sie in Ihrer Firma tun, wo der Pausenkaffee nahezu obligatorisch ist? Was werden Sie tun, wenn plötzliche Müdigkeitsattacken auftreten und Sie jetzt auf den Espresso verzichten wollen etc.?

Erst wenn all dies geklärt ist und Sie vielleicht noch ein neues koffeinfreies Lieblingsgetränk erkoren haben, setzen Sie den nächsten Schritt:

8.4   Schritt 4: Reduzieren

Langsame Reduktion

Beginnen Sie, Ihren Koffeinkonsum alle paar Tage, spätestens nach einer Woche, um ca. 10% bis maximal 25% der ursprünglichen Menge zu reduzieren. Das garantiert, dass Sie mit hoher Wahrscheinlichkeit keine Entzugserscheinungen erleiden werden. Notieren Sie sich weiterhin die täglich konsumierte Koffeinmenge, nicht nur, um den Überblick über die nächsten notwendigen Reduktionsschritte zu behalten, sondern auch, um Ihren Erfolg für sich dokumentiert zu haben. Ersetzen Sie koffeinhaltige Getränke durch koffeinreduzierte Getränke oder durch andere Getränke, wie etwa nicht aktivierende Kräutertees. Sollten Ihnen diese Reduktionsschritte zu groß sein, mischen Sie anfänglich koffeinhaltige und koffeinfreie Getränke, um damit die Gesamtmenge des konsumierten Koffeins bei gleichbleibender Flüssigkeitsmenge zu reduzieren. In weiterer Folge können Sie dann den Anteil des koffeinhaltigen Getränkes zunehmend reduzieren. Sollten Sie unter übermäßiger Müdigkeit leiden, planen Sie Zeit für über den Tag verteilte „power-naps" ein. Manche Ärzte und Psychologen empfehlen auch gezielt Entspannungstrainings wie etwa die Progressive Muskelrelaxation einzusetzen. Dies scheint jedoch nicht wesentlich zum Therapieerfolg beizutragen.

8.5 Schritt 5: Aufrechterhaltung

„Rückfälle" sind Teil eines Veränderungsprozesses. Sie sind keine Katastrophe, sondern eine Möglichkeit Neues zu lernen. Sie wissen jetzt besser, auf welche Situationen Sie in weiterer Folge aufpassen müssen, wie Sie in solch einer Situation besser reagieren können. Werden Sie sich wieder bewusst, warum Sie aufhören oder reduzieren möchten, dies wird Ihnen erleichtern, der Versuchung nicht weiter nachzugeben. Sollte es Ihnen weiterhin schwer fallen, zögern Sie nicht, einen Psychologen Ihres Vertrauens zu Rate zu ziehen, der sich mit dieser Problematik befasst. Er kann mit Ihnen vielleicht einige weitere Tipps erarbeiten, wie Sie Ihren Entschluss erfolgreich zu Ende führen können.

Es ist empfehlenswert, Ihr „Koffeintagebuch" über zumindest 2–3 Monate nach Erreichen Ihres Zieles weiterzuführen. Dies hilft Ihnen, Ihre neuen Gewohnheiten zu etablieren. Nach diesem Zeitraum wird Ihr Gehirn die neuen Ernährungsgewohnheiten als Selbstverständlichkeit akzeptiert haben. Damit können Sie dann wohl zum abschließenden Schritt übergehen:

Umgang mit „Rückfällen"

8.6 Schritt 6: Belohnung

Belohnen Sie sich für Ihre Anstrengung – Sie haben sich das redlich verdient!

Belohnen

Literatur

Beck AT, Wright FD, Newman CF, Liese BS (1997) Kognitive Therapie der Sucht. Beltz, Weinheim

Beiglböck W, Feselmayer S (2010) Psychologische Behandlung bei Suchtkranken – problem- oder ressourcenorientiert. Psychologie Österreich 2/3:202–211

Bernard ME (1981) Behavioral treatment of excessive coffee and tea drinking: A case study and partial replication. Behavior Therapy 12(4):543–548

Evatt DP, Juliano LM, Griffiths, RR (2015) A brief manualized treatment for problematic caffeine use: A randomized control trial. J Consulting Clinical Psychology. DOI: http://dx.doi.org/10.1037

First MB, Tasman A (2010) Clinical guide to the diagnosis and treatment of mental disorders. 2nd ed. John Wiley & Sons, Winchester

Gmeiner B, Reusch H, Ruge I, Godelmann R, Kuballa Th, Ruge W, Lachenmeier D (2015) Entwicklung des Koffeingehaltes in Cola, Energy-Drinks und Energy-Shots. Chemisches und Veterinäruntersuchungsamt Karlsruhe http://www.ua-bw.de/pub/beitrag.asp?subid=2&ID=2097&lang=DE (Zugriff: 30.10.2015)

James JE, Stirling KP, Hampton BAM (1985) Caffeine fading: Behavioral treatment of caffeine abuse. Behavior Therapy 16(1):15–27

Larimer ME, Palmer RS, Marlatt GA (1999) Relapse prevention – An overview of Marlatt's Cognitive-Behavioral Model. Alcohol Research and Health 23(2):151–160

Morphett L, Heath G, McIntosh W, Dorrian J (2014) A case study investigating a behavioural intervention to reduce caffeine consumption. Womens Health Care 3(5). DOI:10.4172/2167/-0420.1000186

Rudolph E, Faerbinger A, Koenig J (2012) Determination of the caffeine contents of various food items within the Austrian market and validation of a caffeine assessment tool (CAT). Food Additives Contaminants Part A 29(12):1849–1860

Rudolph E, Faerbinger A, Koenig J (2014) Caffeine intake from all sources in adolescents and young adults in Austria. Eur J Clin Nutr 68(7):793–798

Kurzgefasst: 10 Fragen und Antworten zu Koffein

© Springer-Verlag Berlin Heidelberg 2016
W. Beiglböck *Koffein*,
DOI 10.1007/978-3-662-49564-3_9

In diesem Kapitel erhalten Sie Antworten auf wesentliche Fragen rund um das Thema Koffein.

■■ **Was tun, wenn ich mir nach der Lektüre des Buches Sorgen um meinen Koffeinkonsum mache?**

Wenn Sie bei guter Gesundheit sind, sieht die Europäische Ernährungsagentur bis zu 400 mg Koffein pro Tag als nicht gesundheitsgefährdend an. Es handelt sich aber dabei um einen Durchschnittswert. Es gibt Berichte, dass manche Personen bereits ab einem Konsum von ca. 100 mg pro Tag über Entzugserscheinungen berichten.

■■ **Was tun, wenn ich schwanger bin? Darf ich dann weiter Koffein konsumieren?**

Die Empfehlungen der Europäischen Agentur für Ernährungssicherheit gehen davon aus, dass 200 mg Koffein pro Tag für schwangere Frauen und deren Föten ungefährlich sind. Dabei handelt es sich um einen Durchschnittswert. Es gibt einzelne Studien, die davon berichten, dass bereits ab 100 mg negative Auswirkungen auf das Ungeborene möglich sind. Wenn man also auf der sicheren Seite sein will, sollte man nach dem Frühstückskaffee nicht mehr sehr viel Koffein zu sich nehmen. Beachten Sie aber, dass sich Koffein beispielsweise auch in Schokolade wiederfindet!

■■ **Was tun, wenn ich Medikamente verordnet bekommen habe? Darf ich dann weiter koffeinhaltige Getränke konsumieren?**

Manche Medikamente beeinflussen den Abbau von Koffein. Ob dies jedoch in relevantem Ausmaß geschieht, hängt von der Menge des Koffeins und der Art und Menge der Medikamente ab, aber auch wie schnell oder langsam Sie Koffein abbauen können. Vor allem wenn Sie Koffein in größeren Mengen zu sich nehmen, sollten Sie dieses Thema mit Ihrem Arzt besprechen. Auf jeden Fall empfiehlt es sich, Medikamente mit Wasser oder koffeinfreien Getränken einzunehmen. Ob und in welchem Ausmaß Koffein konsumiert werden soll, hängt aber nicht nur von der Medikation, sondern von der Art der Erkrankung ab. Auch wenn Koffein möglicherweise einen gewissen schützenden Effekt vor bestimmten Erkrankungen hat, kann es, wenn diese Erkrankung bereits ausgebrochen ist, wieder schädlich wirken!

■■ **Was tun, wenn ich Alkohol getrunken habe? Hilft mir dann Kaffee, wieder munter zu werden?**

Leider werden Sie sich nur subjektiv besser fühlen. Koffein verbessert nicht die tatsächliche Leistungsfähigkeit, die durch den Alkohol beeinträchtigt wurde. Die Unfallwahrscheinlichkeit steigt sogar, wenn man nach einem überhöhten Alkoholkonsum einen Espresso zu sich nimmt, da man – durch den subjektiven Eindruck der Wachheit – seine eigene Leistungsfähigkeit überschätzt und eine riskantere Fahrweise an den Tag legt.

■■ Was tun, wenn ich Koffein schlecht vertrage? Gibt es etwas, das Koffein verträglicher macht?

Wie schnell oder langsam Koffein abgebaut wird, ist zwar auch vom Alter und bestimmten Lebenssituationen abhängig, aber zu großen Teilen genetisch bedingt. Im Regelfall kommt es aber zu einem Gewöhnungseffekt und die Koffeinwirkung lässt bei regelmäßigem Konsum nach. Sollten Sie – was allerdings sehr selten ist – an einer Koffeinallergie leiden, empfiehlt es sich, Koffein nach Möglichkeit vom Speiseplan zu streichen.

■■ Was tun, wenn mir gesagt wurde, ich solle mehr Flüssigkeit zu mir nehmen/mehr trinken? Muss ich dann aufhören, koffeinhaltige Getränke zu konsumieren?

Koffein wirkt zwar ein wenig entwässernd, aber bei weitem nicht so stark, wie es der Mythos lange wissen wollte. Sollten Sie nicht an einer Erkrankung leiden, die zu einer vermehrten oder häufigeren Ausscheidung von Harn führt, spricht üblicherweise nichts gegen Koffeinkonsum. Klären Sie das aber bitte im Einzelfall mit Ihrem Arzt.

■■ Was tun, wenn ich schlecht schlafe? Soll ich dann keine koffeinhaltigen Getränke mehr konsumieren?

Nicht jede Schlafstörung ist durch Koffein verursacht, weswegen Schlafstörungen immer medizinisch abgeklärt werden sollten. Koffein lässt uns allerdings tatsächlich „schlechter" schlafen. Es dauert länger bis zum Einschlafen und die Schlafqualität leidet. Daher empfiehlt es sich, die letzten 1–2 Stunden vor dem Zubettgehen ohne Koffein zu verbringen. Aber seien Sie nicht neidisch, wenn Sie hören, dass jemand trotz Espresso nach dem Abendessen gut schlafen kann. Er oder sie hat Glück: manche Personen können aufgrund ihrer genetischen Ausstattung Koffein schneller abbauen.

■■ Was tun, wenn ich krank bin? Soll ich dann völlig auf Koffein verzichten?

Die Frage lässt sich nur in Absprache mit Ihrem Arzt klären, da es auf das Ausmaß und die Art Ihrer Erkrankung und auf die Menge Ihres Koffeinkonsums sowie die Art der Medikamente ankommt. Jedenfalls sollten Sie diese Frage sicherheitshalber immer mit Ihrem

Arzt klären, wenn er Ihnen eine Diagnose mitteilt und eine Behandlungsmaßnahme vorschlägt.

▪▪ Was tun, wenn mein Kind unbedingt Cola trinken möchte? Soll ich das verbieten?

Die Europäische Ernährungsagentur empfiehlt 3 mg pro Tag pro Kilogramm Körpergewicht – gibt aber zu, dass die wissenschaftliche Grundlage dafür aufgrund unzureichender geeigneter Forschung nur mangelhaft ist. Einige andere Ernährungsorganisationen setzen diesen Betrag mit 2,5 mg pro Tag an. Die empfohlene Menge ist also vom Körpergewicht (und somit auch teilweise vom Alter) Ihres Kindes abhängig. Um auf der sicheren Seite zu sein, sollten Kinder so wenig Koffein wie möglich zu sich nehmen, vor allem nachmittags und abends nicht, da der für Kinder so wichtige Schlaf dadurch gestört wird. Sie werden allerdings Ihren Kindern Cola-Getränke nicht vollständig verbieten können – da ist wohl der Druck der Werbung und der Freunde zu groß. Und Ihr Vorbild als Erwachsener und Ihr eigener Kaffekonsum sprechen ggf. auch dagegen. Es kann daher nicht um ein völliges Verbieten gehen, sondern um das Vermitteln eines bewussten Umgangs damit, da Kinder den Koffeingehalt von Getränken nicht richtig einschätzen können und manchmal nicht einmal wissen, welche Getränke Koffein enthalten.

▪▪ Was tun, wenn ich unter Stress leide? Soll ich dann auf Koffein verzichten, damit ich nicht noch unruhiger werde?

An sich verstärkt Koffein aufgrund seiner aktivierenden Wirkung bereits bestehende Stresssymptome wie Unruhe und Nervosität. Allerdings kann die bei sehr starkem und dauerhaftem Stress auftretende „depressive Starre" durch Koffein positiv beeinflusst werden – zumindest bei weißen Mäusen. Wenn Sie sich nicht selbst zum menschlichen Versuchsobjekt machen lassen wollen, ist es wohl besser, es gar nicht so weit kommen zu lassen und bereits vorher die „Notbremse" zu ziehen. Auch die stressbedingten Schädigungen bestimmter Hirnteile, denen Koffein etwas vorbeugen kann, lassen sich besser durch Stressreduktion statt durch koffeinhaltige Medikamente bewerkstelligen.

Serviceteil

© Springer-Verlag Berlin Heidelberg 2016
W. Beiglböck *Koffein*,
DOI 10.1007/978-3-662-49564-3

Stichwortverzeichnis

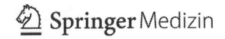
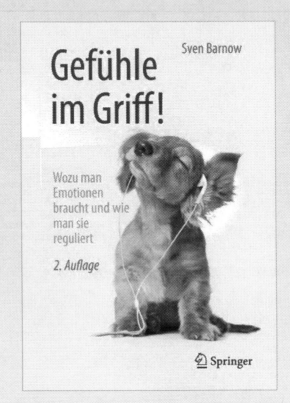

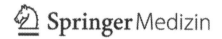

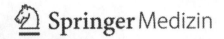
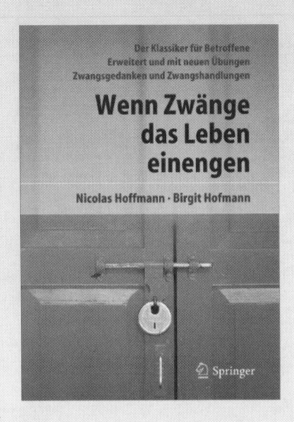

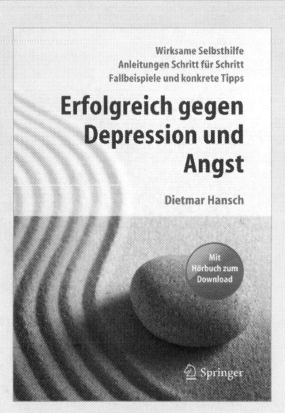

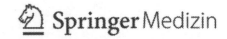
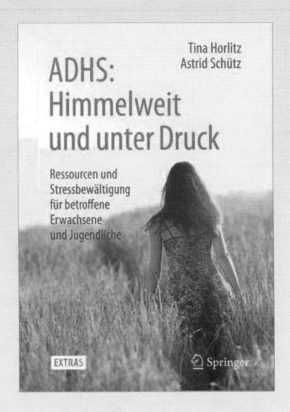

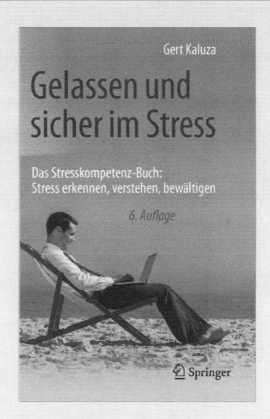

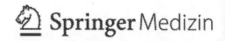
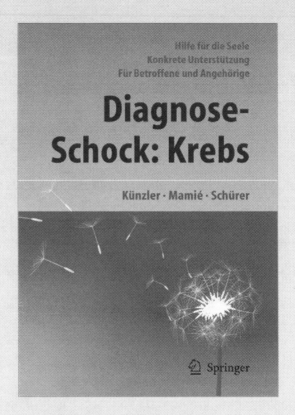

Printed in the United States
by Baker & Taylor Publisher Services